Heintze/Imgrund

Ihr Einkaufsführer: Trennkost leicht gemacht

W0229046

Dr. med. Thomas Heintze
Barbara Imgrund

Ihr Einkaufsführer: Trennkost leicht gemacht

Richtig trennen, einfach kombinieren:
Schlank, vital und leistungsfähig
durch den ganzen Tag

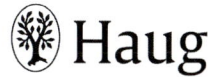 Haug

Bibliografische Information der Deutschen Bibliothek
Die Deutsche Bibliothek verzeichnet diese Publikation in der Deutschen
Nationalbibliografie; detaillierte bibliografische Daten sind im Internet
über http://dnb.ddb.de abrufbar

© 2003 Karl F. Haug Verlag in MVS Medizinverlage Stuttgart GmbH & Co. KG,
Oswald-Hesse-Straße 50, 70469 Stuttgart

Wenn Sie Fragen oder Anregungen zu diesem Buch haben, schreiben Sie uns
oder besuchen Sie uns im Internet unter
www.haug-gesundheit.de

Die Ratschläge und Empfehlungen dieses Buches wurden von Autor und
Verlag nach bestem Wissen und Gewissen erarbeitet und sorgfältig geprüft.
Dennoch kann eine Garantie nicht übernommen werden. Eine Haftung des
Autors, des Verlages oder seiner Beauftragten für Personen-, Sach- oder
Vermögensschäden ist ausgeschlossen.

Sofern in diesem Buch eingetragene Warenzeichen, Handelsnamen und Ge-
brauchsnamen verwendet werden, auch wenn diese nicht als solche ge-
kennzeichnet sind, gelten die entsprechenden Schutzbestimmungen.

Programmplanung: Dr. Elvira Weißmann-Orzlowski
Umschlaggestaltung: CYCLUS · Visuelle Kommunikation, Stuttgart
Umschlagfoto: Mauritius
Satz: Fotosatz H. Buck, Kumhausen
Druck und Verarbeitung: AZ Druck und Datentechnik GmbH, 87437 Kempten

ISBN 978-3-8304-2103-0   2 3 4 5

Inhalt

Trendkost Trennkost 8

Krank durch falsche Ernährung 9
Der Mensch ist, was er isst 9
Ernährungsbedingte Erkrankungen 11

Die Entdeckung der Trennkost 14
Dr. Hays Selbstheilung 14
Mit Vollwertkost zurück zur Natur 16

Die biochemischen Grundlagen 22
Der Säure-Basen-Haushalt 22
• Eiweiß- und Kohlenhydratverdauung 23
• Übersäuerung: Die unsichtbare Gefahr 24
   Säure- und Basenbildner 24
   Was uns so sauer macht 29
   Eine Azidose erkennen 32
Eine geniale „Erfindung" 35
• Entsäuern durch Trennen 35
Einwände gegen Trennkost entkräftet 40

Trennkost als Therapie 44
Allgemeines Wohlbefinden 44
Zivilisationskrankheiten 45
• Allergien 47
• Nierenerkrankungen 49

● Herz-Kreislauf-Erkrankungen   50
● Diabetes mellitus   51

Gewichtsreduktion   55
● Heißhunger ade   56
● Das Geheimnis des Erfolgs   60

Trennkost Tag für Tag   63

Der erste Schritt: Wie wird aus Normalkost
Trennkost?   63

Trennkost in der Familie   64

Trennkost im Berufsalltag   65

Auswärts trennen   66

Gewusst wie: Richtig trennen   68

Die Trennkostrichtlinien   68

Der Umschalttag   69
● Obsttag   70
● Gemüse-Salat-Tag   70
● Kartoffeltrunk-Tag   70
● Kartoffel-Gemüse-Suppen-Tag   71

Die täglichen Mahlzeiten   71
● Was Sie wann essen dürfen   71
● Wie viel darf's denn sein?   73
● Es ist angerichtet: Menüvorschläge   75

Die Zuordnung der Lebensmittel   76
● Der Trennungsplan   78
● Die Trennkosttabelle   79

Die Speisenzubereitung: Das sollten Sie wissen . . . 105

Was Sie sonst noch tun können 110

- Wer rastet, der rostet 110
- Richtig atmen 111
- Die Seele stärken 113

Rezepte 114

Kohlenhydratgerichte 114
- Pikante Champignontorte 114
- Sesam-Sellerie-Scheiben mit Kartoffel-Karotten-
  Püree 115
- Auberginenrisotto 116
- Vollkorntagliatelle mit Schafskäse 116
- Hefepfannkuchen 117
- Vanillekrem 118

Eiweißgerichte 118
- Rote-Bete-Salat 118
- Hähnchenbrust exotisch mit Brokkoli 119
- Geschmortes Rind mit Gurken und Minze 120
- Gebratene Seezunge mit Gemüse 121
- Himbeereis 123

Neutrale Gerichte 123
- Tomatenbutter 123
- Avocadoaufstrich 124
- Obazda 124
- Zuckererbsensalat 125
- Zucchini-Melonen-Salat 126
- Geschmorte Artischocken 126
- Gemüsegratin 127

Literatur 128

Trendkost Trennkost

Viele der Krankheiten, an denen wir heutzutage leiden, haben wir unserer Ernährung zu verdanken: Schon bei der Verdauung beginnen die Beschwerden, und hier hören sie noch lange nicht auf. Langfristig können sich Herz-Kreislauf-Erkrankungen, Krebs und andere schwere gesundheitliche Störungen entwickeln – denn unser Körper ist chronisch übersäuert und kommt kaum noch mit der Verstoffwechselung der Lebensmittel nach, weil wir meist das Falsche zum falschen Zeitpunkt zu uns nehmen.

Und das ist kein Wunder. Wir wachsen schließlich in einer Welt der Widersprüche auf: Auf der einen Straßenseite locken Fast-Food-Restaurants mit fettem Essen und leeren Kalorien, während auf den Plakatwänden gegenüber dünne Models suggerieren, der Sinn des Lebens bestünde allein darin, sich die von Industrie und Gesellschaft diktierten Traummaße anzuhungern.

Gesund ist jedenfalls weder das eine noch das andere Extrem. Schon klagen die ersten übergewichtigen US-Bürger gegen diverse Imbissketten, um Schadenersatz für ihre Krankheiten zu fordern, die sie sich dank Hamburger und Co. selbst angefuttert haben. Und so ganz nebenbei, etwas weniger spektakulär, füllen sich die Kliniken mit Magersüchtigen und anderen essgestörten Patienten. Der Slogan „Du darfst" wird so zum zweischneidigen Schwert: Wer sich einmal im Dschungel der Werbeweisheiten verirrt hat, weiß bald nicht mehr, wo eigentlich das gesunde Mittelmaß liegt.

Doch es gibt einen Weg aus dem Sumpf der Ernährungsfehler: „Trennkost" heißt das Zauberwort. Millionen überzeugte Trennköstler in aller Welt beweisen, dass diese Ernährungsform funktioniert. Als vollwertige Dauerkost, die den Körper mit allen Nährstoffen versorgt – getreu dem Motto: Lieber gesund und schlank als dick und krank!

Krank durch falsche Ernährung

Der Mensch ist, was er isst

Noch nie haben wir, die Mitglieder einer privilegierten Wohlstandsgesellschaft, uns so viele Gedanken über unsere Ernährung gemacht wie heute. Kunststück, das Nahrungsangebot ist schließlich mittlerweile ins schier Unüberschaubare gewachsen – den fortschrittlichen Verarbeitungs- und Konservierungsmethoden sei Dank –, und es wächst stetig weiter. Jahreszeitliche oder geographische Einschränkungen spielen schon längst keine Rolle mehr, sodass sich in unseren Breitengraden niemand mehr ernsthaft den Kopf über Mangos oder argentinisches Rindersteak im Supermarktregal zerbrechen dürfte.

Aber, so müssen wir uns fragen, ist all das, was da auf unseren Tellern landet, auch wirklich gesund? Bedeutet eine größere Auswahl auch automatisch bessere Ernährung? Die Antwort ist eindeutig, sprechen doch um sich greifende ernährungsbedingte Zivilisationskrankheiten und eine steigende Zahl von Übergewichtigen in den Industrienationen ei-

---

Früh übt sich

Falsche Ernährung beginnt schon im Kindesalter: Kinder müssen ihren Teller aufessen, selbst wenn sie längst satt sind, werden mit Süßigkeiten belohnt und als Strafe ohne Abendbrot zu Bett geschickt.

Dieser instrumentalisierte Umgang mit dem Essen prägt sich ein und begleitet viele bis ins Erwachsenenalter – dann wird gegessen, um Ängste und Stress abzubauen und sich über Kummer und Frust hinwegzutrösten. Das Ergebnis ist nicht zu übersehen: Jedes fünfte Kind in Deutschland ist heute übergewichtig.

ne klare Sprache: Nein, wir essen nicht gesünder als unsere Vorfahren. Im Gegenteil – wir essen uns heute regelrecht krank.

Doch nicht genug damit, dass wir zu viel, zu schnell sowie falsch kombiniert essen und zu große Mengen an Eiweiß, Fett, Salz und Zucker zu uns nehmen: Seitdem wir gelernt haben, unsere Lebensmittel zu „veredeln", hat unsere Nahrung an Nährwert verloren. Wichtige Vitalstoffe, die unser Körper dringend braucht, werden den Lebensmitteln durch die industrielle Bearbeitung entzogen oder durch minderwertige Substanzen ersetzt, die dem Organismus mitunter sogar schaden können. Und auch Tiere, deren Fleisch oder Produkte wir verzehren, werden meist nicht artgerecht gehalten und überdies mit Hormonen und anderen Fremdstoffen gefüttert, die in der Folge dann ebenfalls in unseren Stoffwechsel gelangen.

So finden wir uns heute in einer paradoxen Lage wieder: Naturbelassene Nahrungsmittel – im wörtlichen wie im übertragenen Sinn das tägliche Brot unserer Vorfahren – sind längst nicht mehr die Norm. Wer davon essen will, muss danach suchen.

> **Schon gewusst?**
>
> Unsere Nahrung ist nicht mehr so wertvoll wie früher. Hauptverantwortlich dafür ist die industrielle Bearbeitung der Lebensmittel, die häufig mit dem Begriff „Veredelung" schöngeredet wird. „Denaturierung" trifft es allerdings besser.

Ein Übriges tun Genussgifte wie Koffein und Alkohol (viele Ernährungsexperten zählen hierzu im Übrigen auch den raffinierten, weißen Zucker): Sie schwächen unseren Körper zusätzlich und machen ihn anfällig für Krankheiten. Oder sie führen diese Krankheiten sogar unmittelbar herbei.

Ernährungsbedingte Erkrankungen

Ein „altes" Leiden

Schon die Ägypter wussten vor Tausenden von Jahren: Von einem Drittel dessen, was der Mensch isst, lebt er, von den restlichen zwei Dritteln leben die Ärzte.

Abgesehen vom Übergewicht, das selbst wiederum am Anfang zahlreicher Erkrankungen steht, kennt man heute viele gesundheitliche Störungen, die direkt auf eine schlechte oder falsche Ernährung zurückzuführen sind. Die Palette reicht von mehr oder weniger harmlosen Erscheinungsformen wie Zahnfäule bis hin zu ernsthaften, potenziell tödlichen Erkrankungen wie Bluthochdruck und Krebs.

Mögliche Folgen einer falschen Ernährung

- Müdigkeit
- Konzentrationsstörungen, Leistungsabfall
- Gereiztheit, Nervosität
- Infektanfälligkeit
- Karies, Parodontose
- Allergien, Nahrungsmittelunverträglichkeiten
- Essstörungen
- Übergewicht
- Diabetes mellitus (Zuckerkrankheit)
- Bluthochdruck
- Fettstoffwechselstörungen (erhöhtes Cholesterin)
- Arteriosklerose (Arterienverkalkung)
- Gicht
- Muskelverspannungen, Schmerzen an Wirbelsäule und Gelenken

- Kreislaufstörungen
- Menstruationsstörungen, Frauenleiden
- Nierenerkrankungen (Niereninsuffizienz, Nierensteine)
- Verdauungsstörungen (Verstopfung, Durchfall), Erkrankungen des Verdauungsapparats (Entzündungen, Geschwüre)
- Krebs

Hauptverantwortlich für die krank machende Wirkung unserer modernen Ernährung und Auslöser für zahlreiche, zum Teil gravierende Krankheitsbilder ist die falsche Zusammensetzung unserer Nahrung. Das heißt, dass bei den Mahlzeiten Lebensmittel miteinander kombiniert werden, die eigentlich nicht zusammenpassen: Sie bringen vielmehr den sensiblen Säure-Basen-Haushalt des menschlichen Körpers aus dem Gleichgewicht, indem sie einen Säureüberschuss produzieren. Der Organismus kann Säuren, Schlacken, Ablagerungen und Giftstoffe mit der Zeit dann nicht mehr vollständig abbauen oder abtransportieren, sondern lagert sie notgedrungen ein. Er wird allmählich „sauer" (siehe auch S. 24 ff.).

Gicht: Paradebeispiel einer Säurekrankheit

Der unmittelbare Zusammenhang zwischen einem Säureüberschuss und der Entstehung von Krankheit wird am Beispiel der Gicht deutlich: Gicht geht nämlich, vereinfacht ausgedrückt, mit einer krankhaften Ablagerung von Harnsäurekristallen in den Gelenken einher. Auslöser ist ein übermäßiger Verzehr von (vor allem in Fleisch und Fleischprodukten enthaltenen) Purinen, die wiederum zu Säure verstoffwechselt werden. Diese kann der Körper ab einem gewissen Aufkommen dann nicht mehr ausscheiden.

Vom richtigen Essverhalten hängt also eine ganze Menge ab: Wer sich sinnvoll ernährt, erhöht seine Chancen, dauerhaft gesund zu bleiben. Machen Sie daher auch einmal bei sich selbst die Probe aufs Exempel und beantworten Sie sich die folgenden Fragen.

Kleine Selbstanalyse

- **Wann esse ich?** Gern mal eben zwischendurch ein Stück Schokolade oder ausschließlich zu den Mahlzeiten?
- **Wie esse ich?** Nehme ich mir genug Zeit oder lasse ich mich durch akustische (Radio) oder optische (Fernsehen, Lektüre) Reize ablenken? Esse ich meinen Teller prinzipiell leer, weil es „sich so gehört"?
- **Warum esse ich?** Weil es gerade Mittag ist, weil auch die anderen bei Tisch sitzen, weil eine Hamburgerwerbung gezeigt wird oder weil ich wirklich Hunger habe?
- **Was esse ich?** Stehen Fast Food, Süßigkeiten und fette Imbisse ganz oben auf meinem Speisezettel oder lege ich Wert auf ausgewogene Kost?

Lassen Sie bei diesem kleinen Test keine Ihrer ungesunden Essgewohnheiten unter den Tisch fallen, sondern seien Sie ehrlich zu sich selbst. Denn Sie wissen ja: Selbsterkenntnis ist der erste Schritt zur Besserung. Nur wenn Sie ein Bewusstsein für Ihre Ernährungsfehler entwickeln, können Sie diese auch ändern. Es liegt ganz allein bei Ihnen.

Die Entdeckung der Trennkost

Als einer der Ersten erkannte der amerikanische Arzt Dr. Howard Hay (1866–1940) die Gefahr, die von einer chronischen Übersäuerung (Azidose) des Organismus ausgeht. Hay war ein Ausnahmemediziner, der sich trotz seiner Spezialisierung auf Allgemeinmedizin und Chirurgie den Blick auf das große Ganze jenseits der interdisziplinären Schranken bewahrt hatte. Und so wagte dieser Querdenker seiner Zunft es schon früh, das klassische Krankheitsverständnis der Schulmedizin in Frage zu stellen – zu einer Zeit, da die Idee von einer ganzheitlichen Heilkunde noch in den Kinderschuhen steckte.

Dr. Hays Selbstheilung

Die Geburtsstunde der Trennkost schlug, als bei Hay im Alter von 41 Jahren eine unheilbare Nierenkrankheit festgestellt wurde: Obwohl keiner der Spezialisten, die er konsultierte, ihm Hoffnung auf Gesundung machen konnte, gab der todkranke Arzt sich nicht auf. Im Zuge intensiver Literaturrecherchen stieß er schließlich auf einen aufschlussreichen Bericht über die Hunza im Himalaja. Darin las er, dass bei diesem Bergvolk Zivilisationskrankheiten gänzlich unbekannt waren, da es sich seit Jahrhunderten ausschließlich von naturbelassenen Lebensmitteln ernährte und Eiweiß und Kohlenhydrate niemals gleichzeitig zu sich nahm.

> ### Dr. Hays Überzeugung
>
> Es genügt nicht, nur Symptome zu therapieren, erkannte Howard Hay: „Die einzig wahre Behandlung aller Krankheiten ist die Verhinderung ihrer Ursachen."

Hay zog seine eigenen Schlüsse daraus: Wenn es ihm gelang, unter diesen Gesichtspunkten seine Ernährung komplett umzustellen, so dachte er, hatte er vielleicht doch noch eine Chance. Zurück zur Natur sollte der Weg also führen. Und so nahm er nur noch Nahrung zu sich, von der er glaubte, dass sie von der Natur für den Menschen vorgesehen war. Er verzehrte sie in ihrer natürlichen Form, vorwiegend roh und jeweils nie mehr davon, als es ihm im Augenblick notwendig erschien. Und er trennte Eiweiß und Kohlenhydrate.

Die unkonventionelle Therapie schlug zur großen Verwunderung der Fachkollegen bald an: Dr. Hays Beschwerden verschwanden. Bald fühlte er sich wieder viel leistungsfähiger und vitaler – und eines Tages war er völlig genesen. Dieser erstaunliche Erfolg war für den Mediziner Beweis genug, dass er mit seiner allseits belächelten Hypothese Recht gehabt hatte: Ein Schlüssel zur Heilung nicht nur seiner Erkrankung, sondern sicherlich auch vieler anderer Krankheiten (und darüber hinaus womöglich sogar zu ihrer Vorbeugung!) lag offenbar doch in einer naturgemäßen, maßvollen Ernährung.

Schon gewusst?

In einem naturgemäß ernährten Körper können sich Krankheiten viel schwerer entwickeln: Denn die mit der Nahrung aufgenommenen Vitalstoffe unterstützen das Immunsystem und wehren Krankheitserreger ab.

Hay folgte dem einmal eingeschlagenen Weg und gab sein Wissen über diese Zusammenhänge, das im Laufe der Jahre stetig wuchs, an seine Patienten weiter. Viele von ihnen waren wie er selbst von der konventionellen Medizin aufgegeben worden und fanden dennoch dank der Ernährungsform, die Hay ihnen verordnete, wieder zu Gesundheit, Lebensqualität und Lebensfreude zurück. Nicht selten verließen sie seine Praxis sogar geheilt.

Howard Hay selbst erfreute sich bis ins hohe Alter bester Gesundheit und starb im Jahr 1940 infolge eines Unfalls. Das „Todesurteil" seiner Kollegen anlässlich seiner Nierenkrankheit überlebte er um mehr als dreißig Jahre.

Dr. Hays Erbe

Dr. Ludwig Walb machte die Idee der Trennkost Mitte des 20. Jahrhunderts im deutschen Sprachraum populär. Er gründete in Homberg/Ohm eine Klinik, die auch nach ihm benannt war. Dort wurden Patienten mit den verschiedensten Erkrankungen und Symptomen mit Trennkost und ganzheitlich behandelt und in den Prinzipien der Trennkost unterwiesen. Diese Klinik mit Vorbildcharakter war Ort verschiedener klinischer Studien zur Wirksamkeit der Trennkost.

Mit Vollwertkost zurück zur Natur

So neu war die Idee, Ernährung als Therapie einzusetzen, allerdings auch damals nicht mehr. Schon Hippokrates (ca. 460 – ca. 370 v. Chr.) hatte gefordert: „Eure Nahrungsmittel sollen eure Heilmittel und eure Heilmittel sollen eure Nahrungsmittel sein." Sein neuzeitlicher Jünger Dr. Hay kam zu dem Schluss, dass nur naturbelassene Nahrung diesem Anspruch zu genügen vermag, da nur sie dem Körper alle notwendigen Nährstoffe zuführt.

Exkurs: Das beraubte Weizenkorn

Wir nehmen unsere Lebensmittel schon lange nicht mehr in der Form zu uns, wie sie uns die Natur zur Verfügung stellt. So wird zum Beispiel aus dem ursprünglichen Weizenkorn, das ja aus Stärkekern, Keimling und Randsaum besteht, durch Verarbeitung ein minderwertiges (weißes) Auszugsmehl gewonnen. Dabei gehen viele wertvolle Bestandteile verloren, unter anderem die Ballast- und Mineralstoffe sowie die Vitamine aus dem Randsaum und auch der Keimling, den man entfernt, da das darin enthaltene Öl ranzig werden könnte.

Nun ist das Mehl zwar länger haltbar – aber leider auch lange nicht mehr so gesund. Wer es langfristig zu sich nimmt, kann einen Mangel an B-Vitaminen entwickeln, der sich unter anderem in Konzentrationsstörungen und Nervosität niederschlägt. Das Fehlen der Ballaststoffe wiederum führt zu Darmträgheit und Verstopfung. So entstehen Giftstoffe im Darm, die den ganzen Organismus schädigen können.

Und das alles nur, weil wir das Weizenkorn nicht so lassen, wie es von der Natur gedacht ist ...

Der Grund für die industrielle Denaturierung der Nahrungsmittel ist – wie das Beispiel des Weizenkorns zeigt – die Haltbarmachung. Solchermaßen veredelte Lebensmittel müssen nämlich nicht sofort verbraucht werden, da sie nun lagerfähig sind. Doch nicht genug damit, dass ihnen während der Verarbeitung viele wichtige Nährstoffe entzogen werden: Im Austausch dafür mischt man ihnen Lebensmittelzusatzstoffe (etwa Konservierungsstoffe) bei, die der Gesundheit ebenfalls schaden können – von den Pestiziden, Düngemitteln, Hormonen, Schwermetallen und anderen Schadstoffen ganz zu schweigen, mit denen unsere Nahrungsmittel pflanzlicher und tierischer Herkunft zusätzlich belastet sind.

Der Leitspruch der Vollwertbewegung

„Lasst unsere Nahrung so natürlich wie möglich!", forderte der Arzt und Mikrobiologe Professor Dr. Werner Kollath (1892–1970), der das Konzept der Vollwertkost entwickelte.

Die Alternative heißt Vollwerternährung: Darunter versteht man eine überwiegend laktovegetabile Kost, die weitgehend naturbelassen ist, aus ökologischer Produktion stammt und ohne Zusatzstoffe auskommt. Wie der Name schon sagt, liegt der Schwerpunkt auf Milchprodukten und pflanzlichen Lebensmitteln; Fleisch sollte nur selten verzehrt werden, da Tiere am Ende der Nahrungskette stehen und sich in ihrem Organismus die in Boden und Nahrungspflanzen enthaltenen Schadstoffe anreichern. Außerdem produzieren sie im Todeskampf Hormone, die wir später mitessen.

> **Schon gewusst?**
>
> Umfangreiche Studien haben gezeigt, dass Vegetarier die gesünderen Menschen sind: Sie haben seltener Krebs, weniger Herzinfarkte und Schmerzen sowie viel bessere Blutfettwerte, suchen seltener Ärzte auf und benötigen weniger Medikamente als Fleischesser.

Außerdem, so argumentieren die Befürworter dieser Ernährungsform, ist der Mensch nicht zum Fleischfresser geboren: Unsere Zähne etwa eignen sich kaum zum Zerreißen von Beute, dafür aber sehr gut zum Zermahlen von Pflanzen, und auch die Beschaffenheit unseres Verdauungstrakts spricht dafür, dass wir ursprünglich als vegetabile Kostgänger gedacht sind. Gleichwohl – gegen einen gelegentlichen und maßvollen Fleischgenuss ist nichts einzuwenden, sofern er die Ausnahme bleibt und nicht zur Regel wird.

Exkurs: Die Prinzipien der Vollwerternährung

Wer sich vollwertig ernähren möchte, sollte

- auf verarbeitete sowie schadstoffreiche Lebensmittel möglichst ganz verzichten.
- seine Nahrung zur Hälfte mit rohem Gemüse, Obst, Frischkorn, Keimlingen, Salat, Nüssen und kalt gepressten Pflanzenölen bestreiten.

- Obst und Gemüse aus kontrolliert biologischem Anbau beziehen und nur in der Jahreszeit verzehren, in der es auch reift.
- höchstens 80 Gramm Fett pro Tag aus naturbelassenen Fetten und Ölen zu sich nehmen.
- Fleisch, Fisch und Eier (stets aus artgerechter Tierhaltung) nur gelegentlich essen (als obere Richtwerte gelten ein bis zwei Fleischmahlzeiten, zwei bis drei Fischmahlzeiten und bis zu drei Eier pro Woche).
- Innereien und Wildpilze wegen der hohen Schadstoffbelastung ganz vom Speisezettel streichen.
- häufig Milch und Milchprodukte verzehren.
- raffinierten Zucker und Auszugsmehl völlig meiden.
- sehr sparsam mit Salz umgehen (Vollmeersalz verwenden!) und reichlich mit Gewürzen sowie Kräutern würzen.
- viel trinken (Wasser, Mineralwasser, Kräutertee).

Auch die Schulmedizin betrachtet es mittlerweile als erwiesen, dass Vollwertkost die Gesundheit fördert: Deshalb wird heute allgemein eine vollwertige Ernährung als wirksame aktive Maßnahme propagiert, um ernährungsbedingten Krankheiten vorzubeugen und bereits bestehende ernährungsabhängige Erkrankungen zu bessern.

Schon gewusst?

In den Mangeljahren des Zweiten Weltkriegs wurde ein signifikanter Rückgang an ernährungsbedingten Krankheiten festgestellt. Dies ist im Wesentlichen darauf zurückzuführen, dass die Bevölkerung insgesamt weniger Nahrung, vor allem aber weniger Fleisch zu sich nahm.

Der Tabelle auf den folgenden Seiten können Sie entnehmen, welche Lebensmittel Sie im Rahmen einer Vollwerternährung bevorzugt konsumieren und welche Sie meiden sollten. Die Lebensmittel aus der Spalte „Sehr empfehlenswert" und „Empfehlenswert" sollten jeweils die Hälfte Ihrer täglichen Nahrungsmenge ausmachen, während Sie die als weniger empfehlenswert deklarierten nur selten und die nicht empfehlenswerten am besten gar nicht zu sich nehmen.

Vollwertkost: Das dürfen Sie essen

	Sehr empfehlenswert	Empfehlenswert	Weniger empfehlenswert	Nicht empfehlenswert
Getreide	Gekeimtes Getreide, Vollkornschrot, frisch gequetschte Flocken	Vollkornprodukte und -gerichte, Naturreis	Weißmehlprodukte, polierter (weißer) Reis	Getreidestärke, Ballaststoffpräparate
Gemüse, Obst	Frisches und milchsaures Gemüse, Frischobst	Erhitztes (auch milchsaures) Gemüse, erhitztes Obst, Tiefkühlobst *nur in Maßen:* Tiefkühlgemüse	Gemüse- und Obstkonserven	Vitamin- und Mineralstoffpräparate, Tiefkühlfertiggerichte mit Obst und Gemüse
Kartoffeln	Pellkartoffeln	Salzkartoffeln	Kartoffelfertigmischungen	Pommes frites, Chips, Kartoffelstärke
Hülsenfrüchte		Gekeimte, blanchierte, erhitzte Hülsenfrüchte	Sojamilch, Tofu, Sojafertigmischungen	Sojafleisch (TVP), Milch- und Käseimitate aus Soja, Sojaprotein, Sojalezithin
Nüsse, Fette, Öle	Mandeln *nur in Maßen:* Nüsse, Ölsamen, Sonnenblumenkerne, Ölfrüchte (Oliven)	*Nur in Maßen:* geröstete Nüsse, Nussmus, kalt gepresste, nicht raffinierte Öle, ungehärtete Pflanzenmargarine mit hohem Anteil an kalt gepresstem Öl, Butter	Gesalzene Nüsse, extrahierte, raffinierte Fette und Öle, ungehärtete Pflanzenmargarine, Kokosfett, Palmkernfett, Butterschmalz	Nusskrem, gehärtete Margarine

	Sehr empfehlenswert	Empfehlenswert	Weniger empfehlenswert	Nicht empfehlenswert
Milch, Milchprodukte	Vorzugsmilch	Pasteurisierte Vollmilch, pure Milchprodukte *nur in Maßen:* Käse	H-Milch und ihre Produkte, Milchprodukte mit Zutaten (z. B. Früchtejoghurt), Käse mit Zusatzstoffen	Steril- und Kondensmilch, Milchpulver und -zucker, Milch- und Molkenprotein, Schmelzkäse
Fleisch, Fisch, Eier		*Nur in Maßen:* Fleisch (1–2x/ Woche), Fisch (2–3x/Woche), Eier (3/Woche)	Fleisch-, Wurst-, Fischwaren und -konserven	Innereien, Eipulver
Getränke	Ungechlortes Trinkwasser, kontrolliertes Quellwasser, natürliches Mineralwasser	Kräuter- und Früchtetees, verdünnte Frucht- und Gemüsesäfte *nur in Maßen:* Getreidekaffee	Tafelwasser, Fruchtnektare, Kakao, Bohnenkaffee, schwarzer Tee, Bier, Wein	Limonaden, Colagetränke, Fruchtsaftgetränke, Instantkakao, Instant- und Sportlergetränke, Spirituosen
Gewürze, Kräuter, Salz	Frische Gewürze, frische Kräuter	Fertig gemahlene Gewürze, getrocknete Kräuter (Kräutersalz) *nur in Maßen:* Vollmeersalz, jodiertes Speisesalz	Kochsalz	Natürliche, naturidentische und synthetische Aromastoffe, Geschmacksverstärker (Glutamat)
Süßungsmittel	Süßes Frischobst	*Nur in Maßen:* kalt geschleuderter, verdünnter Honig, ungeschwefeltes, eingeweichtes Trockenobst	Heiß geschleuderter Honig, geschwefeltes Trockenobst, Apfel- und Birnendicksaft, Vollrohrzucker, Ahorn- und Zuckerrübensirup	Isolierter Zucker (z. B. Haushalts-, Trauben- und Fruchtzucker, brauner Zucker), Süßwaren, Süßigkeiten, Süßstoffe

Die biochemischen Grundlagen

Nachdem Dr. Hay am eigenen Leibe erfahren hatte, dass eine naturbelassene, sorgfältig ausgewählte Kost Krankheiten zu heilen vermag, stellte er seine Kraft ganz in den Dienst der Erforschung der neu entdeckten Ernährungsform. Schließlich sollten auch seine Patienten davon profitieren. Das Ergebnis seiner Bemühungen bekam von den Eheleuten Dr. Walb den Namen „Trennkost" – aus dem einfachen Grund, weil dabei während einer Mahlzeit vorwiegend eiweißhaltige Lebensmittel von vorwiegend kohlenhydrathaltigen getrennt verzehrt werden.

Die Rohkost macht's

Die Trennkost ist eine schwerpunktmäßig laktovegetabile Ernährungsform: Der Großteil der täglichen Nahrung besteht also aus Salat, Gemüse und Obst und wird durch Milch und Milchprodukte ergänzt. Fleisch, Fisch und kohlenhydratreiche Vollwertlebensmittel wie Brot, Reis, Kartoffeln und Nudeln kommen eher weniger häufig bzw. in geringen Mengen auf den Tisch.

Der Säure-Basen-Haushalt

Eine zentrale Rolle in Hays Ernährungsansatz spielt die erwähnte Übersäuerung, mit der wir Kinder der modernen „Esskultur" unseren Körper tagtäglich aufs Neue belasten. Hier setzt das Konzept der Trennkost an: Denn Gesundheit, so Hay, stellt sich nur dann ein, wenn der Säure-Basen-Haushalt unseres Organismus im Gleichgewicht ist. Dies aber kann nur über eine Umstellung der Ernährung erreicht werden.

> **Schon gewusst?**
>
> Laut Dr. Hay ernähren wir uns erst dann richtig, wenn folgende Bedingungen erfüllt sind:
>
> - Eiweiß und Kohlenhydrate werden getrennt verzehrt, sodass eine optimale Eiweiß- und Kohlenhydratverdauung gewährleistet ist.
> - Das Säure-Basen-Gleichgewicht in unserem Körper wird auf Dauer stabil gehalten.

Eiweiß- und Kohlenhydratverdauung

Ausgangspunkt für Dr. Hays Überlegungen war die Beobachtung, dass eiweißreiche und vorwiegend kohlenhydrathaltige Lebensmittel nur unvollständig verdaut werden, wenn man sie zusammen verzehrt. Während Kohlenhydrate nämlich anfangs nur in einem leicht basischen Milieu aufgespalten werden können, ist für den Abbau von Eiweiß ein sehr saures Milieu erforderlich.

Die unterschiedlichen Verdauungsbedingungen

Nährstoffgruppe	Verdauungsenzym	Erforderliches Milieu
Kohlenhydrate	Amylase	Leicht basisch/alkalisch
Eiweiße	Pepsin, Salzsäure	Sehr sauer

Nimmt man nun beide – also Kohlenhydrate und Eiweiße – zur gleichen Zeit zu sich, so behindern sich die einzelnen Verdauungsvorgänge gegenseitig. Das heißt, dass sich der Körper viel mehr anstrengen muss, um die anfallende Verdauungsarbeit zu bewältigen. Und natürlich fehlt die Energie, die er nun zusätzlich aufwenden muss, an anderer Stelle: Müdigkeit und Völlegefühl nach dem Essen, aber auch Sodbrennen, Blähungen und Verstopfung sind deshalb die Folge.

Außerdem nimmt die Magenpassagezeit – also jener Zeitraum, den die Nahrung braucht, um durch den Magen in den Darm vorzudringen – deutlich zu.

Verdauungsrückstände

Unzerlegte Stärkekörnchen und Proteinfasern, die sich im Stuhl finden, sind ein augenfälliger Beleg für die Unverdaulichkeit von gleichzeitig verzehrten Kohlenhydraten und Eiweißen. Bei getrenntem Konsum der beiden Nährstoffgruppen treten sie nicht auf.

Um derlei „Störfällen" vorzubeugen, riet Dr. Hay, kohlenhydratreiche und eiweißreiche Lebensmittel stets getrennt voneinander zu verzehren. Eine hundertprozentige Trennung ist indes weder möglich (meist sind beide Nährstoffgruppen in ein und demselben Lebensmittel enthalten) noch notwendig: Der Verdauungstrakt wird nämlich bereits durch die Trennung der Extreme entlastet.

Übersäuerung: Die unsichtbare Gefahr

Säure- und Basenbildner

Neben der Eiweiß- und Kohlenhydratverdauung spielt ein zweiter Sachverhalt eine wichtige Rolle für die Verdauung. Die Lebensmittel, die wir zu uns nehmen, werden im Körper nämlich unterschiedlich verstoffwechselt: Aus den einen entstehen Säuren (deshalb bezeichnet man diese Lebensmittel als Säurebildner), aus den anderen Basen (Basenbildner).

Sauer oder basisch?

Basenbildner enthalten viele Vitamine und Mineralstoffe; zu Letzteren zählen vor allem Natrium, Kalium, Kalzium, Magnesium und Eisen. Sie werden laufend im Körper für Neutralisierungsprozesse benötigt und spielen daher für unsere Gesundheit eine große Rolle. Die meisten Vitamine und Mineralien finden sich in naturbelassenen Nahrungsmitteln.

Säure bildende Lebensmittel schmecken – entgegen der landläufigen Meinung – nicht sauer und enthalten auch keine Säuren; jedoch produzieren sie bei ihrer Verstoffwechselung Säuren. Saure, das heißt sauer schmeckende Lebensmittel, die einen sauren pH-Wert haben, wirken beim gesunden Menschen wiederum Basen bildend. Funktioniert der Stoffwechsel allerdings nicht optimal, so begünstigen sie ebenfalls eine Übersäuerung.

Saure Lebensmittel
• Molke (mehrere Stunden alt)
• Joghurt
• Dickmilch
• Kefir
• Unreife Früchte (je unreifer, desto saurer)
• Beeren
• Zitrusfrüchte und ihr Saft
• Steinobst
• Kernobst
• Tomaten
• Rhabarber
• Sauerkraut
• Honig (schmeckt süß dank Zucker)
• Essig

Säuren sind chemische Verbindungen, die sauer reagieren, während ihre Gegenspieler, die Basen, basisch oder alkalisch wirken. Beide werden sowohl im Körper produziert als auch über die Nahrung zugeführt, und beide benötigt der Körper für lebenswichtige Stoffwechselvorgänge. Treffen nun ein Säure- und ein Basenmolekül zusammen, so entstehen ein neutrales Molekül (ein so genanntes Salz) und Wasser. Die Wirkung der Säure wie auch die Wirkung der Base ist damit aufgehoben.

Säure- und Basenbildner in der Nahrung[*]

	Säure bildend	Basen bildend
Starke Wirkung	• Fleisch, Geflügel, Wild, Schinken, Wurst, Wurstwaren • Fisch, Meeresfrüchte • Eier • Molkepulver • Käse (pikante Sorten) • Tierische Fette, gehärtete pflanzliche Fette, raffinierte Öle • Weißmehl, Weißmehlprodukte, helle Nudeln • Geschältes Getreide (auch polierter Reis) • Reismehl, Maismehl • Erdnüsse • Süßwaren, alle zuckerhaltigen Produkte (auch Getränke), Zucker, Süßstoff • Bohnenkaffee, Kakao, schwarzer Tee (kurz gezogen) • Hochprozentige Alkoholika	• Molke • Blattsalate • Gemüse • Sprossen, Keimlinge • Kartoffeln • Frischobst • Kräuter • Pilze • Gemüsesäfte, Fruchtsäfte
Schwache Wirkung	• Gesäuerte Milchprodukte (Buttermilch, Kefir)	• Milch, Sahne • Naturbelassene Öle und Fette

Säure bildend	Basen bildend
• Käse (milde Sorten) • Frischkäse, Quark • Vollkorngetreide (auch Naturreis), Vollkornprodukte • Getrocknete Hülsenfrüchte • Nüsse (außer Mandeln und Paranüssen) • Bier (schwach Säure bildend bis neutral)	• Rübensirup • Trockenobst • Mandeln • Getreidekaffee, schwarzer Tee (lang gezogen, mit Sahne verfeinert) • Trockener Wein

(* zusammengestellt nach dem Mineralstoff- und Wassergehalt, Urin-pH-Wert und anderen Kriterien)

Lagern sich im Körper jedoch auf Dauer zu viele Säuren an, ohne rechtzeitig abtransportiert oder neutralisiert zu werden, so kann er – trotz von der Natur „eingebauter" Puffersysteme – nicht mehr gegensteuern, vor allem, wenn er bereits geschwächt ist. Es kommt zu einem gefährlichen Säureüberschuss (Azidose) mit all seinen negativen Auswirkungen auf die Gesundheit.

Die Wirkung von Säuren und Basen im Organismus

Wirkung auf	Bei Säure-Basen-Gleichgewicht	Bei Übersäuerung
Blutdruck	Sinkt	Steigt
Atmung	Verlangsamt sich	Wird schneller
Blutzucker	Sinkt	Steigt
Stoffwechsel	Verlangsamt sich	Wird überaktiv
Körpertemperatur	Sinkt	Steigt
Entzündungen	Anfälligkeit sinkt	Anfälligkeit steigt
Schlaf	Gesundes Schlafbedürfnis, normale Müdigkeit	Schlafstörungen häufen sich

Wirkung auf	Bei Säure-Basen-Gleichgewicht	Bei Übersäuerung
Leistungsfähigkeit	Große Spannkraft und Ausdauer	Antriebslosigkeit, Abgeschlagenheit, rasche Ermüdung
Sonnenlichtverträglichkeit	Hohe Verträglichkeit von UV-Strahlen	Erhöhte Empfindlichkeit gegen UV-Strahlen
Vegetatives Nervensystem	Entspannte, ruhige Verfassung	Anspannung steigt
Stimmungslage	Gute Laune, Fröhlichkeit, gehobene Stimmung	Gedrücktheit, depressive Verstimmung

Schon gewusst?

Generell gilt: Sowohl Nahrungsmittel, die überwiegend aus Eiweiß bestehen, als auch solche, die zum Großteil Kohlenhydrate enthalten, sind Säurebildner. Aus Eiweißen werden im Zuge der Verstoffwechselung Harnstoff und Harnsäure, aus Kohlenhydraten Kohlensäure.

Tierische Lebensmittel wirken tendenziell Säure bildend, während pflanzliche eher Basen bildenden Charakter haben, da sie einen hohen Gehalt an den Mineralstoffen Kalium, Kalzium, Magnesium und Natrium aufweisen. Auch aus diesem Grund also ernähren sich Vegetarier in der Regel gesünder als Fleischesser.

Roh oder gekocht?

Man muss ebenfalls nach dem Verarbeitungsgrad unterscheiden: So wirkt Gegartes und Gekochtes grundsätzlich eher Säure bildend als roh belassene Nahrung. Je höher also der Verarbeitungsgrad, desto höher auch das Säurerisiko.

Um aber keine Missverständnisse aufkommen zu lassen: Säuren nehmen durchaus eine Funktion im Körper wahr. So ruft etwa die im aktiven, arbeitenden Muskel entstehende Milchsäure ein Müdigkeitsgefühl hervor, das den Sporttreibenden daran erinnert, rechtzeitig mit der Belastung aufzuhören. Ferner bewirkt Säure an freien Nervenenden Schmerz – ein wichtiges Warnsignal, dass etwas im Körper nicht stimmt.

Dennoch gilt auch für Säuren: Allzu viel ist ungesund. Eine chronische Übersäuerung begünstigt die Entstehung diverser Krankheiten.

Altindische Weisheit

Bereits der jahrtausendealte indische Ayurveda wusste um die Gefahr, die von einem Säureüberschuss ausgeht: „Säure ist Tod, Base ist Leben."

Was uns so sauer macht

Wir kennen zahlreiche Faktoren, die bei einer bereits vorliegenden Schwächung des Körpers zu einer Azidose führen können. Kommen gar mehrere von ihnen zusammen, so steigt das Übersäuerungsrisiko noch.

Faktoren, die eine Übersäuerung begünstigen
• Falsche Ernährung
• Vitamin- und Mineralstoffmangel
• Übermäßiger Konsum von Genussmitteln (Alkohol, Nikotin, Kaffee)
• Bewegungsmangel
• Stress und negative Emotionen
• Bestehende Krankheiten (Verdauungsstörungen, Funktionsstörungen von Bauchspeicheldrüse und Leber/Gallenblase, Diabetes mellitus)
• Falsche Atmung

- Chemische Arzneimittel (Schmerzmittel, Antirheumatika)
- Elektrosmog
- Umweltgifte (Schwermetalle, Kunststoffe, Farben, Abgase, Lärm, Verbrennungsrückstände, Spritz- und Düngemittel)

Eine gesunde Lebensweise zahlt sich also auf Dauer aus. Dabei sollte das Augenmerk besonders auf einer ausgewogenen Ernährung liegen.

Säure bildende Lebensmittel – etwa solche, die viel tierisches Eiweiß enthalten (siehe S. 26 f.) – sind daher sparsam zu konsumieren. Aber auch und vor allem ein Zuviel an raffinierten und denaturierten Lebensmitteln (z. B. Weißmehlprodukte und zuckerhaltige Nahrung) löst im Körper eine verstärkte Säurebildung aus. Weißem Zucker etwa werden während der Raffinage sämtliche Vitamine und Mineralien entzogen, die eigentlich für seine vollständige Verstoffwechselung im Körper gebraucht würden. Somit können die Säuren, die beim Zuckerverzehr entstehen, nicht mehr neutralisiert werden.

Schon gewusst?

Wenn Sie Sport treiben, Ihre Ernährung umstellen oder durch Trinken von reichlich säurearmem Mineralwasser die Nieren aktivieren, wird das Bindegewebe – wo die Säuren zwischengelagert werden – in die Lage versetzt, viele Säuren und andere Giftstoffe auszuscheiden. Um einen über Jahre und Jahrzehnte hinweg angesammelten Säureüberschuss loszuwerden, braucht man Geduld: Das kann Wochen, ja sogar viele Monate dauern.

Gleichfalls übersäuernd schlägt der Verzehr von zu viel Fett zu Buche, denn auch Fette werden im Organismus zu Säuren abgebaut. Besteht bereits ein Vitamin- und Mineralstoffdefizit, so bleiben saure Rückstände übrig. Und das unheilvolle „Guthaben" auf dem Säurekonto des Körpers wächst allmählich.

Exkurs: Genießen um jeden Preis?

Viele Genussmittel tragen zur Übersäuerung des Körpers bei. So wird etwa (auch entkoffeinierter) *Kaffee* im Körper zu Säure verstoffwechselt; zudem beschleunigt er die Ausscheidung von Basen bildendem Kalzium über den Darm.

Auch *Alkohol* sorgt dafür, dass dem Organismus Kalzium, Kalium und Magnesium verloren gehen – ganz abgesehen davon, dass er (wenn hochprozentig) die Schleimhaut von Speiseröhre und Magen reizt und die Leber belastet.

Rauchen wiederum ist ein Säurelocker (es treten öfter Magengeschwüre und Sodbrennen auf), setzt die Magen-Darm-Tätigkeit herab und entzieht dem Körper Kalzium. Darüber hinaus beeinträchtigt das entstehende Kohlenmonoxid den Sauerstofftransport im Blut, indem es die roten Blutkörperchen blockiert – das Blut wird dickflüssiger, und das Risiko für Bluthochdruck, Herzinfarkt, Schlaganfall und Thrombosen steigt.

Aus den genannten Gründen empfiehlt sich ein maßvoller Umgang mit Kaffee und Alkohol: Der Kaffeegenuss sollte sich auf ein bis zwei Tassen am Tag beschränken, während von einem täglichen Alkoholkonsum abzuraten ist. Wenn es denn wirklich sein muss, trinken Sie lieber Rotwein – er enthält nämlich bioaktive Substanzen, die vor Herzinfarkt und Krebs schützen können (allerdings nur bei einer täglichen Dosis von ein bis zwei Gläsern). Diese finden sich übrigens auch in rotem Traubensaft.

Nicht zuletzt spielt auch die Zubereitungsweise der Nahrung eine entscheidende Rolle: Durch zu langes und starkes Erhitzen etwa werden Basenbildner an die Kochflüssigkeit abgegeben. Sie sind damit für die Gesamtbilanz verloren und machen den Weg frei für die Säuren.

> **Tipp**
>
> Die Garflüssigkeit von Gemüse und Kartoffeln enthält wichtige Basen bildende Mineralien. Schütten Sie sie daher nicht einfach in den Ausguss, sondern verwenden Sie sie weiter – beispielsweise als schmackhafte Sauce oder Brühe.

Eine Azidose erkennen

Ein Säureüberschuss kann auf einen bestimmten Körperbereich beschränkt bleiben (lokale Azidose) oder den ganzen Organismus betreffen; von einer latenten Azidose spricht man dann, wenn sie noch nicht offen ausgebrochen und somit auch nicht im pH-Wert des Blutes nachweisbar ist.

Symptome einer Azidose
• Abgeschlagenheit/Müdigkeit ohne erkennbaren Grund
• Antriebslosigkeit
• Depressive Verstimmung
• Reizbarkeit
• Schlafstörungen
• Kopfschmerzen/Migräne
• Wiederkehrende Atemwegsinfekte
• Muskel-, Gelenk- und Nervenschmerzen
• Pilzinfektionen
• Chronische Magen-Darm-Störungen
• Osteoporose
• Bandscheibenbeschwerden
• Rheumatische Erkrankungen
• Gicht

- Hautentzündungen
- Haarausfall
- Mund- und Schweißgeruch
- Bindegewebsschwäche (Krampfadern, Hämorrhoiden, Leistenbrüche)
- Zu hoher oder niedriger Blutdruck
- Durchblutungsstörungen
- Ständig kalte Extremitäten
- Herzrhythmusstörungen
- Hörsturz
- Gedächtnisschwäche
- Konzentrationsstörungen
- Nierenerkrankungen

Schon gewusst?

Der pH-Wert des Blutes schwankt beim gesunden Menschen zwischen etwa 7,3 und 7,45. Ist er erhöht, so liegt eine akute Azidose vor. Allerdings sagt es nichts über den Gesamtsäuregehalt des Organismus aus, wenn der pH-Wert normal ist. Deshalb ist es so wichtig, den eigenen Körper sehr gut zu beobachten und mögliche Symptome für eine Übersäuerung zu erkennen.

Bei kleineren „Säuresünden" hilft sich der Körper in der Regel selbst: So kann es etwa nach einer säurereichen Mahlzeit zu Durchfall kommen, mit dem die überschüssigen Säuren ausgeschieden werden. Der Körper kann sich auf diesem Wege entgiften.

20:1

Im Blut eines gesunden Menschen sind zwanzig Mal mehr Basen als Säuren enthalten.

Auch bei Sodbrennen und Magenbeschwerden sollte man nicht blindlings Säureblocker einsetzen. Diese wirken nämlich nicht nur der Bildung von Magensäure entgegen, sondern behindern auch noch die Basenproduktion im Magen. Das ganze Verdauungsgefüge gerät damit aus dem Gleichgewicht. Oft ist es sinnvoll, bei Magenproblemen und anderen säurebedingten Störungen die Ernährung auf eine Kost umzustellen, die reich an Basen ist, und Säure bildende Lebensmittel so weit wie möglich durch neutrale zu ersetzen.

> **Tipp**
>
> Fehlende Basen können auch in Form von rezeptfreien Fertigpräparaten (Basenpulver, Natriumbikarbonat) zugeführt werden, die in Apotheke und Reformhaus erhältlich sind.

Ersatz für Säure bildende Lebensmittel

Säure bildende Lebensmittel	Ersatz
Fleisch, Geflügel, Wild, Fisch, Meeresfrüchte	Tofu, Gemüse
Wurst und Käse als Brotbelag	Quark, Frischkäse
Raffiniertes Pflanzenöl	Kalt gepresstes Pflanzenöl
Tierisches Kochfett (Butter, Schmalz, Talg, Speck, gehärtete Margarine, gehärtetes Pflanzenfett)	Kalt gepresstes Pflanzenöl, ungehärtete Margarine, ungehärtetes Kokosfett
Pommes frites, Kartoffelchips	Salzkartoffeln, Pellkartoffeln
Weißbrot, Mischbrot	Vollkornbrot
Geschältes Getreide (auch polierter Reis)	Vollkorngetreide, Naturreis
Weißmehl, Weißmehlprodukte	Vollkornprodukte
Getrocknete Hülsenfrüchte	Frische Hülsenfrüchte, frisches Gemüse

Säure bildende Lebensmittel	Ersatz
Saure, unreife Früchte	Süße, reife Früchte
Weißer Zucker, Kandis, brauner Zucker, Traubenzucker	Ahornsirup, Rübensirup, Honig, Apfeldicksaft, Birnendicksaft, Frutilose
Marmelade, Konfitüre	Honig, Mandelpüree
Süßigkeiten, Eiskrem	Dörrobst
Nüsse	Paranüsse, Mandeln
Fleischbrühe	Gemüsebrühe
Essigessenz	Molkosan, Brottrunk, Saft von reifen Zitronen, Limettensaft, in geringen Mengen milder Essig (Obst- oder Balsamessig)
Bohnenkaffee, schwarzer Tee	Getreidekaffee, schwarzer Tee (lang gezogen, mit Sahne verfeinert)
Softdrinks, Alkoholika	Frische Fruchtsäfte und Fruchtschorlen, Wasser, Mineralwasser, Kräutertees, Gemüsesäfte

Eine geniale „Erfindung"

Kehren wir zu Dr. Hay zurück: Er hatte am eigenen Leib erfahren, wie sehr eine Übersäuerung Gesundheit und Lebensqualität beeinträchtigen kann. Solchermaßen hellhörig geworden und durch seine Heilung ermutigt, forschte er weiter.

Entsäuern durch Trennen

Rasch erkannte Hay, dass es im Prinzip darum gehen musste, den Körper zu entgiften und zu entsäuern. Allmählich durchschaute er auch die Mechanismen der Eiweiß- und Kohlenhydratverdauung und das sensible Zusammenspiel von Säuren und Basen im Organismus, das so leicht aus dem Gleichgewicht zu bringen ist.

Auf dieser Grundlage entwickelte Hay schließlich seine Theorie: nämlich dass ausschließlich durch eine naturgemäße Ernährung dem Körper alle notwendigen Nährstoffe zugeführt werden können. Dann arbeitet der Organismus wieder optimal, der Stoffwechsel erfährt eine Entlastung, Alterungsprozesse werden verzögert, und Befinden sowie Leistungsfähigkeit bessern sich. Durch gesunde Ernährung, so Hays feste Überzeugung, konnten und können viele Menschen wieder gesund werden.

Prämissen der Trennkost

1. Der menschliche Körper besteht zu 80 Prozent aus Basenbildnern und nur zu 20 Prozent aus Säurebildnern.
2. Unsere Ernährung aus vorwiegend raffinierten und denaturierten Lebensmitteln übersäuert den Organismus.
3. Wir nehmen zu viel konzentriertes Eiweiß und zu viele konzentrierte Kohlenhydrate zu uns, was der Übersäuerung zusätzlich Vorschub leistet.
4. Wir verzehren eiweiß- und kohlenhydratreiche Kost gleichzeitig: Saure und basische Verdauungssäfte behindern sich gegenseitig.
5. Ein vollständiger Abbau ist somit nicht mehr möglich: Die Verdauung wird empfindlich gestört, es bilden sich Giftstoffe, Säuren und Krebs erregende Substanzen. Langfristig kann die Gesundheit ernsthaften Schaden nehmen.

Für Hay lag auf der Hand, dass dieser Teufelskreis nur durch die Rückkehr zu einer naturbelassenen Nahrung und Ernährungsweise zu durchbrechen war. Zusätzlich aber mussten die vorwiegend eiweißreichen und die vorwiegend kohlenhydrathaltigen Lebensmittel bei den Mahlzeiten getrennt werden: Denn nur, wenn saure und basische Verdauungssäfte separat wirken können, wird die Nahrung auch vollständig verwertet – und zwar ohne dass unnötige Säuren anfallen.

Genial einfach – einfach genial

Das ebenso simple wie effektive Prinzip der Trennkost besteht darin, dass eiweißreiche und kohlenhydratreiche Lebensmittel nur noch zeitversetzt, also nicht mehr gleichzeitig konsumiert werden.

Sehr unterschiedliche Lebensmittel stellt uns die Natur zur Verfügung: Hier wären zunächst einmal Nahrungsmittel zu nennen, die entweder überwiegend aus Eiweiß oder überwiegend aus Kohlenhydraten bestehen (ausgenommen Hülsenfrüchte wie Bohnen, Linsen und Erbsen, die beide Nährstoffgruppen in hohen Konzentrationen enthalten). Bei beiden handelt es sich jedoch um Säurebildner.

Schon gewusst?

Nach Dr. Hay sollen $3/4$ der Nahrung aus Basenbildnern (wie Obst, Salat, Gemüse) und nur $1/4$ aus Säurebildnern (wie z. B. Fleisch, Süßigkeiten) bestehen.

Grundsätzlich gilt für den Trennungsplan: Die Basenbildner Obst, Salat, Gemüse aus der neutralen Gruppe dürfen reichlich genossen werden, während die Lebensmittel aus den übrigen beiden Gruppen in Maßen verwendet werden sollten. Fettreiche und alle anderen mit Stern gekennzeichneten Lebensmittel sind noch sparsamer zu dosieren.

Beim Betrachten der Liste mag auf den ersten Blick verwundern, dass Käse unter 55 Prozent in der Trockenmasse zur Eiweißgruppe zählt, während fettreichere Sorten als neutral eingestuft werden; ebenso befremdet zunächst die Zuordnung von ungesäuerter Milch in die Eiweißgruppe und von gesäuerten Milchprodukten in die neutrale Gruppe.

Die Gruppeneinteilung

Eiweißreiche Kost	Kohlenhydratreiche Kost	Neutrale Gruppe
• Gegartes Fleisch* (außer vom Schwein) und Geflügel* • Gegarte Wurst* • Frischer Fisch und gegarte Meeresfrüchte • Gekochte Tomaten** • Gekochter Spinat** • Ungesäuerte Milch • Käse bis 55 % Fett i. Tr. • Eier • Tofu	• Vollkorngetreide • Vollkornerzeugnisse • Kartoffeln • Topinambur • Schwarzwurzeln • Süßes Obst: Bananen, frische und getrocknete Datteln und Feigen, ungeschwefelte Trockenfrüchte • Süßungsmittel* (Honig, Ahornsirup, Birnen- und Apfeldicksaft, Frutilose)	• Gemüse und Salat • Oliven • Avocados • Sprossen und Keimlinge • Pilze • Ungehärtete pflanzliche Fette und Öle* • Kalt gepresste Öle aus Samen und Keimlingen* • Tierische Fette • Butter • Gesäuerte Milchprodukte wie Joghurt • Süße Sahne • Käse über 60 % Fett i. Tr. • Weißkäse • Nüsse und Samen (außer Erdnüssen) • Eigelb • Hefe • Gewürze* • Geliermittel

Gemieden werden sollten:
Weißmehlprodukte, polierter Reis, getrocknete Hülsenfrüchte, Fertiggerichte, Konserven, Zucker, Süßstoffe, Kochsalz, Schweinefleisch, Wurst und Schinken vom Schwein, rohes Fleisch, rohes Hühnereiweiß, gehärtete Fette, käufliche Mayonnaise, Essig, Erdnüsse, Marmelade, hochprozentige Alkoholika. Nur in geringen Mengen erlaubt: Kaffee, schwarzer Tee, Kakao.

(* Nur in geringen Mengen zu konsumieren.
** Unter historischem Aspekt nach Hay gehören diese Lebensmittel zu den Eiweißmahlzeiten.)

> **Nicht verwechseln!**
>
> Es gilt, bei den Lebensmitteln zwischen den *Säure- und Basenbildnern* einerseits und der *Eiweiß-, Kohlenhydrat- und neutralen Gruppe* andererseits zu unterscheiden.
>
> Entscheidend für die Klassifizierung ist die Säure oder Basen bildende Eigenschaft: So wird Käse über 60 % Fett in der Trockenmasse zur neutralen Gruppe gezählt, weil er einen geringeren Eiweißanteil als magerer Käse hat.

Es kommt in erster Linie nicht (nur) auf den *Säuregehalt* der Lebensmittel an, sondern vielmehr auch auf ihren *Kohlenhydrat- und Eiweißgehalt* und – noch wichtiger – darauf, ob sie *Säuren bilden* oder nicht. Da über 60-prozentiger Käse weniger Eiweiß als fettärmerer Käse enthält, behindert er den Kohlenhydratabbau kaum; so können also auch kaum überschüssige Säuren bei der Verdauung entstehen – Grund genug, ihn in die neutrale Gruppe aufzunehmen, was jedoch wiederum nicht heißt, dass er gar kein Eiweiß aufweist. Es bedeutet vielmehr, dass er mit kohlenhydratreichen Lebensmitteln kombiniert werden darf. Genauso verhält es sich auch mit den gesäuerten Milchprodukten, die durch Milchsäuregärung vorverdaut und damit leichter zu verdauen sind.

> **Ausnahme von der Trennregel**
>
> Obwohl Süßungsmittel der Kohlenhydratgruppe angehören, dürfen sie in kleinen Mengen auch mit Lebensmitteln aus der Eiweißgruppe kombiniert werden.

Saure Früchte können gut mit der (Säure bildenden) Eiweißgruppe kombiniert werden, obwohl sie kein Eiweiß enthalten. Dies ist vielmehr eine Hilfsmaßnahme, um zu verhindern, dass sie zusammen mit Kohlenhydraten verzehrt werden. Sie weisen nämlich viele Fruchtsäuren auf, die die Kohlenhydratverdauung stören können, da sie den pH-Wert im Mund zum Sauren hin verschieben, sodass die Speichelamylase (ein kohlenhydratspaltendes Enzym) in ihrer Wirkung beeinträchtigt wird.

Einwände gegen Trennkost entkräftet

Kritische Einwände gegen Trennkost	Gegenargumente
1. Die empfohlene Lebensmittelauswahl sichert keine ausreichende Nährstoffversorgung, da nur 20 bis 25 Prozent der Nahrung aus Säure bildenden Lebensmitteln wie Getreideprodukten, Fleisch und Fisch bestehen.	Eine ausreichende Versorgung mit allen Nährstoffen ist sehr wohl gewährleistet, da der Reichtum an aufgenommener pflanzlicher Kost eine genügende Zufuhr von qualitativ hochwertigen Proteinen garantiert.
2. Getreide und Getreideerzeugnisse, die essenzielle Nährstoffe wie B-Vitamine, Folsäure, Magnesium, Eisen und Selen liefern, kommen bei der Trennkost deutlich zu kurz.	Lediglich der Schwerpunkt ist verschoben, und zwar hin zu einem mengenmäßig nicht begrenzten Konsum von Obst, Salat und Gemüse (die ja reich an Vitaminen, Mineralien, Spurenelementen und bioaktiven Substanzen sind), sodass die eingeschränkte Zufuhr von Getreide von der Nährstoffbilanz her nicht ins Gewicht fällt.
3. Vernachlässigt wird Käse, der viel Kalzium enthält, Seefisch, der Jod und Omega-3-Fettsäuren liefert, und Fleisch, das für die Zufuhr von Eisen sorgt.	Letztlich ist die Bilanz wichtig – also nicht nur die zugeführte Menge etwa an Kalzium, sondern auch, wie der Körper dieses aufnimmt und wie viel davon ausgeschieden wird. Beispielsweise wird dem Körper bei Fleischverzehr mehr Kalzium entzogen als zugeführt, bedingt durch das im Fleisch enthaltene Phosphat. Dank der zahlreichen Basenbildner wird dagegen ein Kalziumverlust über den Urin vermieden.

Kritische Einwände gegen Trennkost	Gegenargumente
	Bei Milchprodukten wie Käse ist dies tendenziell ähnlich. Was Seefisch betrifft, der ja reich an Omega-3-Fettsäuren ist, so ist zu berücksichtigen, dass bei richtiger Anwendung der Trennkostrichtlinien gar nicht so viele dieser Fettsäuren benötigt werden, da ja auch weniger entzündungsfördernde Stoffe aufgenommen werden. Bei Krankheiten, die ausdrücklich eine höhere Zufuhr von Omega-3-Fettsäuren erfordern, ist die Kost dagegen entsprechend zu modifizieren und dem individuellen Fall anzupassen. Wer Jodsalz konsumiert, benötigt kein zusätzliches Jod über Seefisch. In Bezug auf Eisen sei angemerkt, dass der Reichtum an Salat, Gemüse und Obst mit seinem hohen Vitamin-C-Anteil dafür sorgt, dass das gelieferte Eisen besser aufgenommen und verwertet wird. Die Ausfuhr wird gesenkt und die Bilanz ausgeglichen.
4. Eine basenüberschüssige Kost bringt keine nachweisbaren gesundheitlichen Vorteile. Eine Übersäuerung ist beim gesunden Menschen nicht zu befürchten, da Puffersysteme den Säure-Basen-Spiegel in Blut und Gewebe konstant halten. Zu einer Azidose kann es zwar bei einer Stoffwechselentgleisung wie Diabetes mellitus kommen, diese muss jedoch ohnehin vom Arzt behandelt werden.	Eine basenüberschüssige Kost hilft dem Organismus, überschüssige Säure abzugeben, sodass die Enzyme besser arbeiten können. Die Puffersysteme im Körper können andererseits bei ständiger Beanspruchung so weit überfordert werden, dass der Organismus dekompensiert. Die Erfahrungen ganzheitsmedizinischer Ärzte zeigen, dass nicht nur Diabetiker, sondern fast alle chronisch Kranken übersäuert sind und die Therapie der Azidose zugleich auch den Thera-

Kritische Einwände gegen Trennkost	Gegenargumente
	pieerfolg der bestehenden Erkrankung beschleunigt und günstig beeinflusst.
5. Es wird der Eindruck vermittelt, dass durch das Trennprinzip bestimmte Krankheiten wie Nierenerkrankungen, Diabetes mellitus oder Fettstoffwechselstörungen maßgeblich beeinflusst bzw. geheilt werden können. Wer jedoch seine Ernährung umstellt und reichlich Obst, Gemüse und Salat verzehrt sowie auf große Fleischportionen, fette Wurst, Zucker, Süßigkeiten und täglichen Alkoholkonsum verzichtet, kann den Krankheitsverlauf ebenfalls positiv beeinflussen – und zwar ohne Trennkost.	Es ist richtig, dass sich Krankheitsverläufe durch eine entsprechende Ernährungsumstellung unabhängig von der Trennkost bessern. Wie die ärztliche Erfahrung bei mittlerweile weit über 100 000 Patienten jedoch zeigt, entlastet das Trennprinzip die Verdauungsorgane und beschleunigt die Verdauung, sodass einer Selbstvergiftung aus dem Darm vorgebeugt und die Entgiftung des Körpers erleichtert wird. Das Trennprinzip stellt somit eine wesentliche Hilfe für all jene dar, deren Stoffwechsel beeinträchtigt ist.

Die vorgebrachten Kritikpunkte lassen sich also samt und sonders widerlegen. Betrachtet man das Ganze, wird klar, dass die Trennkost eine vielseitige, vollwertige und auch langfristig empfehlenswerte Ernährungsform darstellt, die den Nährstoffbedarf des Körpers deckt und das Wohlbefinden fördert – und nicht zuletzt Krankheiten bessert oder gar behebt.

Die Vorteile der Trennkost

- Im Alltag leicht umzusetzen, ohne Kalorien zählen zu müssen
- Schränkt weniger ein als viele Diäten, da auf nur wenige Lebensmittel völlig verzichtet werden muss (daher leichte Umstellung von Normal- auf Trennkost)
- Abwechslungsreich und bekömmlich
- Kalorien-, natrium- und cholesterinarm sowie kaliumreich
- Senkt den Fleisch-, Fett- und Stärkeverzehr
- Legt den Schwerpunkt auf Salat, Obst und Gemüse
- Sättigt mit weniger Kalorien länger als Normalkost
- Beugt Krankheiten vor und begünstigt Heilungsvorgänge
- Die Müdigkeit nach dem Essen entfällt
- Erhöht die Leistungsfähigkeit und verkürzt die Erholungsphasen
- Entwässert und entlastet damit Herz, Kreislauf und Nieren
- Verstärkt die Wirkung von Herzmitteln und anderen Medikamenten, sodass diese niedriger dosiert werden können
- Fördert die Entsäuerung und die Normalisierung des Gewichts (Dicke nehmen ab und Dünne zu)
- Wirkt schmerzlindernd durch Entsäuerung
- Verbessert die Verdauung sowie die Verträglichkeit vieler Lebensmittel
- Senkt erhöhte Blutfette und Blutdruckwerte
- Bessert viele Laborparameter (Leukozyten, Leberwerte, Harnsäure, Cholesterin u. a.)
- Stärkt dank des Reichtums an sekundären Pflanzenstoffen das Immunsystem und beugt Krebs, Herzinfarkt und Schlaganfall vor.

Trennkost als Therapie

Es ist schon häufig angeklungen: Trennkost wirkt sich überaus positiv auf die Gesundheit aus. Obwohl sie in erster Linie als Dauerkost für den gesunden Menschen gedacht ist, vermag sie doch auch bereits vorliegende Erkrankungen, Übergewicht und andere Störungen günstig zu beeinflussen. Zum Teil kommt es sogar zu einer verblüffenden Besserung oder gar Heilung bei akuten wie chronischen Krankheitsverläufen – auch bei solchen, vor denen die Schulmedizin kapitulieren musste, wie Dr. Hays Beispiel zeigt.

Allgemeines Wohlbefinden

Sehr vielfältig sind die positiven Auswirkungen auf das Allgemeinbefinden. In der Regel wundern sich Menschen, die von Normalkost auf Trennkost umstellen, über die „plötzliche" Rückkehr von Vitalität, Wohlgefühl und Lebensfreude, die ihnen im Zuge der Übersäuerung (unter der ja die meisten von uns leiden) längst abhanden gekommen waren. Und das ist längst nicht alles.

Verbesserungen des Allgemeinzustands

- Durch mehr Lebensfreude, Vitalität und Leistungsfähigkeit nimmt die Lebensqualität zu.

- Die „pathologische" Tagesmüdigkeit (nicht zu verwechseln mit der „physiologischen" Müdigkeit nach anstrengenden körperlichen Tätigkeiten) verschwindet.

- Die Verdauung bessert sich, und zwar ganz ohne Abführmittel. Völlegefühl, Aufstoßen und Blähungen verringern sich (nach einer eventuellen Erstverschlimmerung) oder verschwinden ganz.

- Beweglichkeit und Elastizität des Körpers nehmen insgesamt zu. Das Gefühl stellt sich ein, die Gelenke seien „besser geschmiert".

- Verspannungen, Befindlichkeitsstörungen und Schmerzen verringern sich, treten seltener auf oder verschwinden ganz: darunter Regelbeschwerden, Kopf-, Unterleibs- und Rückenschmerzen sowie Wetterfühligkeit.
- Entschlusslosigkeit, Unlust und Verstimmungen gehen zurück.
- Die Haut wird spürbar straffer, reiner und jugendlicher.

All diese günstigen Veränderungen lassen die Trennkost wie einen „Jungbrunnen" auf Körper, Geist und Seele wirken. Ein positiver Nebeneffekt, dessen Bedeutung jedoch nicht unterschätzt werden sollte, ist sicherlich auch in der Schulung des individuellen Gesundheits- und Umweltbewusstseins zu beobachten. Denn wer sich nach den Richtlinien der Trennkost ernährt, achtet automatisch mehr auf gesunde Nahrungsmittel aus ökologischem Landbau und artgerechter Tierhaltung.

Schon gewusst?

Der dem Griechischen entlehnte Begriff „Diät" meint ursprünglich eine „gesunde Lebensweise". Eine Ernährungsform mit dem Ziel der Gewichtsreduktion oder Krankheitstherapie hatten die alten Griechen damit also nicht im Sinn.

Zivilisationskrankheiten

Auslöser der so genannten Zivilisationskrankeiten ist die Abkehr von einer naturgemäßen Lebensführung: Wir ernähren uns falsch, sind Tag für Tag zahlreichen negativen Einflüssen, Stress sowie Umweltgiften ausgesetzt und bewegen uns zu wenig.

Vieles davon beginnt bereits bei einer mangelhaften Verdauung. Das mag harmlos klingen, doch es hat weit reichende Folgen. Am Anfang der so genannten Selbstvergiftung aus dem Darm, die heute als Auslöser für viele chronische Er-

Zivilisationskrankheiten

Darunter sind Erkrankungen zu verstehen, die durch unsere moderne Lebensweise verursacht werden. Zu ihnen zählen:

- Leistungsabfall
- Erschöpfung
- Chronische Verdauungsstörungen
- Übergewicht
- Karies
- Diabetes mellitus
- Allergien
- Gehäufte Infekte (infolge Immunschwäche)
- Nieren- und Gallensteine
- Erhöhte Blutfettwerte
- Arthrosen und andere Verschleißerscheinungen des Bewegungsapparates
- Gicht
- Rheuma
- Multiple Sklerose
- Bluthochdruck
- Arteriosklerose, Herzinfarkt und Schlaganfall
- Krebs
- Depressionen
- Funktionelle und psychovegetative Befindlichkeitsstörungen

krankungen gilt, steht nämlich eine ungenügende Verdauungsleistung des Organismus.

Oft gelangt Nahrung, die unzureichend gekaut und eingespeichelt wurde, in den Verdauungstrakt. Wenn jedoch die Vorverdauung im Mund bereits mangelhaft ist, müssen Magen und Darm mehr arbeiten. Anzeichen dieser unvorhergesehenen Zusatzbelastung sind eine belegte Zunge, Mundgeruch, Blähungen, Aufstoßen, Sodbrennen, Völlegefühl, Bauchschmerzen und harter oder breiiger, übel riechender Stuhl.

> **Schon gewusst?**
>
> Man geht davon aus, dass 98 Prozent der „zivilisierten"
> Menschheit an einer unnatürlich zusammengesetzten Darm-
> flora leiden.

Und die Fehlverdauung geht noch weiter: Im Darm laufen Gärungs- und Fäulnisprozesse ab, in deren Verlauf sich unverdauliche Speisereste an der Schleimhaut festsetzen. In diesem unnatürlichen Milieu können sich nun Bakterien ansiedeln, die dort eigentlich nichts zu suchen haben; sie unterdrücken die physiologische Darmflora, ziehen wichtige Nährstoffe ab und produzieren Giftstoffe.

So vergiftet sich der Organismus aus dem Darm heraus langsam selbst (intestinale Autointoxikation) und schafft damit einen fruchtbaren Boden für diverse Beschwerden und Störungen. Kommt nun noch eine angeborene oder erworbene Disposition, ein Säureüberschuss oder ein Virus hinzu, so ist eine Erkrankung kaum mehr zu verhindern.

Dr. Hay erkannte früh diesen Zusammenhang zwischen Ernährung, Verdauung und Krankheit und entwickelte die Trennkost nicht zuletzt deshalb, um den Menschen den Weg zurück zu einer gesunden Lebensführung zu weisen. Im Folgenden sei exemplarisch an den wichtigsten Zivilisationskrankheiten gezeigt, auf welch heilsame Weise diese besondere Kostform Körper, Geist und Seele beeinflussen kann.

Allergien

Wahre Klassiker unter den Zivilisationskrankheiten sind die Allergien, die in unseren Tagen schon fast seuchenartig um sich greifen. Schätzungen gehen davon aus, dass heute zwischen 40 und 90 (!) Prozent aller Menschen im Laufe ihres Lebens eine Allergie oder Unverträglichkeit gegen Lebensmittel oder bestimmte Umwelteinflüsse entwickeln.

Symptome einer Allergie können sein:
• Heuschnupfen
• Asthma
• Bindehautentzündungen
• Quaddeln
• Kopfschmerzen und Migräne
• Seh- und Konzentrationsstörungen
• Schwächeanfälle
• Erschöpfungszustände
• Depressionen
• Gelenkschwellungen und -beschwerden
• Ohrgeräusche (Tinnitus)
• Schwindel
• Erschöpfung
• Frauenleiden
• Bauchschmerzen
• Herz-Kreislauf-Beschwerden
• Atembeschwerden

Zahlreiche klinische Erfahrungen mit Allergikern belegen eindrücklich, dass eine gesunde, ausgewogene Ernährung bestehende Unverträglickeiten und Allergien lindern oder gar verschwinden lassen kann – unter der Voraussetzung, dass konsequent auf eine weitgehend naturbelassene, vollwertige Kost umgestellt wird.

Als noch effizienter hat sich in diesem Bereich die Trennkost erwiesen, da sie den Verdauungstrakt schont, eine vollständige Verwertung aller zugeführten Nährstoffe ermöglicht und der Übersäuerung mit all ihren schädlichen Folgen entgegenwirkt. Und nicht genug damit: In einigen Fällen lassen sich allergische Symptome schon allein durch die Anwendung der Trennkost in den Griff bekommen – und zwar ganz ohne teure und eventuell nebenwirkungsträchtige chemische Medikamente.

Nierenerkrankungen

Ein Beispiel aus der Praxis mag hier am Anfang stehen: 120 Patienten, die an Nierenkrankheiten litten und von der konventionellen Medizin als „unheilbar" eingestuft worden waren, wurden in der Klinik Dr. Walb in Homberg/Ohm mit Trennkost behandelt. Und plötzlich gab es wieder Hoffnung: Der Gesundheitszustand von 80 Prozent der Probanden besserte sich deutlich oder wurde sogar vollkommen wiederhergestellt.

Schon gewusst?

Grundsätzlich gilt: Dringende operative Eingriffe oder andere angezeigte schulmedizinische Therapiemaßnahmen (etwa die Dialyse) können nicht durch eine Ernährung mit Trennkost „ersetzt" werden, sondern sollten parallel dazu erfolgen. Die Trennkost wird für einen stabileren Allgemeinzustand des Patienten und eine raschere Genesung sorgen, als dies unter Normalkost der Fall wäre.

Der Grund für diese erstaunlichen Erfolge ist in einer durch die Trennkost geförderten vermehrten Flüssigkeitsausscheidung über die Niere zu suchen, die Herz und Nieren entlastet. Allerdings sollte gerade bei Nierenerkrankungen mit Einschränkung der Nierenfunktion die Trennkosternährung den Bedürfnissen der Patienten angepasst, das heißt salz- und eiweißarm gehalten werden.

Die Menge der im Blut enthaltenen, von der Niere zu filternden Substanzen – die ja über den Harn den Körper verlassen müssen – ist unter Hayscher Trennkost verringert. Dabei erhöht sich die Harnausscheidung, während weniger Eiweiß über den Urin abgegeben wird. Weitere positive Einflüsse einer eiweißreduzierten Diät sind die Senkung des bei Nierenkrankheiten so häufig anzutreffenden Bluthochdrucks und der erhöhten Blutfette, die verminderte Aktivierung der Immunzellen sowie eine Abnahme der Phosphatzufuhr.

Wie man es auch dreht und wendet – angesichts der eindeutigen Ergebnisse von Erfahrungsberichten, Studien und Statistiken werden selbst die Unkenrufe notorischer Skeptiker nach und nach verstummen müssen. Denn daran gibt es nichts zu deuteln: Viele Störungen und Erkrankungen der Nieren lassen sich durch Trennkost in ihrem Fortgang verzögern, stabilisieren oder bessern.

Herz-Kreislauf-Erkrankungen

Herz-Kreislauf-Erkrankungen führen nach wie vor die Liste der Todesursachen in den Industrienationen an. Nicht zuletzt deshalb kommt gerade in diesem Bereich der Prävention eine tragende Rolle zu.

Es gilt seit längerem als erwiesen, dass eine geeignete Ernährung diesem Krankheitskomplex vorzubeugen vermag. Wie Dr. Walb zeigen konnte, gilt dies in besonderem Maße für die Trennkost – so sank bei 80 Prozent seiner Klinikpatienten der Wert für die Blutgerinnung (der „Quickwert") bei entsprechender Ernährung. Das Blut wurde also dünnflüssiger, sodass das Risiko für Herzinfarkt, Thrombose und Schlaganfall sank.

> ### Zivilisationskost und Herz-Kreislauf-Erkrankungen
>
> Unsere oft sehr fett- und cholesterinreiche Zivilisationskost führt nachweislich zu krankhaft erhöhten Blutfettwerten mit erheblichem Risiko für Herzinfarkt oder Schlaganfall. Eine entsprechende Diät ist daher das Mittel der Wahl für Risikopatienten.

Andere Studien weisen darauf hin, dass Trennkost auch einen signifikant günstigen Einfluss auf den Cholesterinspiegel hat. Wenn man bedenkt, dass erhöhte Cholesterinwerte einer Arteriosklerose und ihren Folgeerkrankungen wie etwa Schlaganfall und Herzinfarkt Vorschub leisten, dann kann der Prophylaxe in diesem Zusammenhang gar nicht genug Bedeutung beigemessen werden.

Darüber hinaus berichteten Leistungssportler von verkürzten Erholungsphasen, größerer Leistungsfähigkeit und einer geringeren Herzbelastung, wenn sie sich nach dem Trennprinzip ernährten. Ähnlich wurden auch bei der Rehabilitation von Infarktpatienten dank Trennkost sehr positive Effekte beobachtet. Das Verschwinden des Völlegefühls, das Normalkost oft hervorruft und gerade Herzpatienten belastet, wirkte sich zusätzlich vorteilhaft aus.

Schon gewusst?

Denaturierte Lebensmittel sättigen weniger und langsamer – man neigt also dazu, zu viel davon zu essen, und nimmt zu. Übergewicht aber zählt zu den einschlägigen Risikofaktoren für Herz-Kreislauf-Erkrankungen.

Diabetes mellitus

Unter Diabetes mellitus versteht man eine angeborene oder erworbene Störung des Zuckerstoffwechsels: Dabei ist der Blutzuckerspiegel chronisch erhöht, da – bedingt durch einen Insulinmangel oder ein vermindertes Ansprechen des Organismus auf dieses Bauchspeicheldrüsenhormon – der Traubenzucker im Blut nicht mehr ins Zellinnere aufgenommen werden kann.

Den überschüssigen Zucker, der ja eigentlich den Zellen Energie liefern sollte, scheiden Diabetiker über den Urin wieder aus, wobei große Mengen an Flüssigkeit und Mineralien verloren gehen. Zusätzlich kommt es infolge des Insulinmangels zu Fettstoffwechselstörungen, die wiederum zu einer Übersäuerung führen können.

Viel trinken

Diabetiker müssen besonders viel mineralienreiche, säurearme Flüssigkeit zu sich nehmen, um sich vor Austrocknung zu schützen.

Ziel einer Diabetestherapie muss daher stets die Senkung des Blutzuckerspiegels und die Beseitigung der Übersäuerung sein. Der Gedanke an Trennkost drängt sich also beinahe von selbst auf.

Und in der Tat: Die Erfolge sprechen für sich. So konnte Dr. Walb zeigen, dass bei 210 in seiner Klinik unter anderem mit Trennkost behandelten Diabetikern nach durchschnittlich

---

Das müssen Diabetiker beachten

Für Diabetiker, die ja keinen Zucker zu sich nehmen dürfen, empfiehlt sich eine Modifikation der Trennkost wie folgt. Diese Patienten sollten

- süßes Obst meiden
- kleinere Zwischenmahlzeiten einlegen, die reich an Salat, Gemüse und Obst sind
- mehrere fleischfreie Tage in der Woche strikt einhalten
- noch mehr auf eine ballaststoffreiche Ernährung achten als Gesunde
- die Kohlenhydratmahlzeiten nach der an die Trennkost angepassten morgendlichen und abendlichen Insulinspritze zu sich nehmen (sofern sie insulinpflichtig sind)
- bei bestehendem Übergewicht allmählich stetig abnehmen durch fettarme Trennkost.

---

vier bis sechs Wochen die Harnzuckerwerte um rund 98 Prozent und die Blutzuckerwerte um rund 90 Prozent sanken. Die Insulineinheiten konnten ebenfalls deutlich reduziert werden, während sich Kreislaufbeschwerden besserten. Bei fünf Patienten war es sogar möglich, die Amputation von Zehen, Fuß oder Unterschenkel zu vermeiden.

Der Grund für diese erfreulichen Ergebnisse ist die Tatsache, dass die große Menge der mit der Trennkost zugeführten Ballaststoffe für eine langsamere Aufnahme des Traubenzuckers aus der Nahrung ins Blut sorgt. Der Blutzucker steigt also über einen längeren Zeitraum allmählich an, anstatt rasch emporzuschnellen und ebenso rasch wieder abzufallen. Und damit wiederum kommt die Bauchspeicheldrüse besser zurecht, die ja für die Bereitstellung des Insulins (soweit noch vorhanden) zuständig ist.

Schon gewusst?

Der hohe Ballaststoffgehalt von Trennkostmahlzeiten sorgt für eine schnellere Darmpassage. Diese wiederum kann das Risiko für Dickdarmkrebs senken.

Doch das ist noch nicht alles: Unter einer Ernährung nach dem Trennprinzip sinken Blut- und Harnzucker, und die Insulingabe kann allmählich reduziert werden. Bei Diabetikern, die nicht insulinpflichtig sind, normalisiert sich der Blutzucker noch schneller. Nicht selten – besonders beim Alterszucker – wird die gesamte Medikamenteneinnahme sogar vollkommen überflüssig; stattdessen kehren Wohlbefinden und Leistungsfähigkeit ins Leben des Patienten zurück. Und zuletzt ein „Zuckerl" für alle übergewichtigen Diabetiker: Sie verlieren unter Trennkost mehr Gewicht als bei der üblichen Ernährung.

■ **Exkurs: Blutzucker und glykämischer Index**

Auch beim Gesunden kann es unter Umständen (z. B. durch große körperliche Anstrengung, bei Flüssigkeits- und Nahrungsmangel) zu einer so genannten Unterzuckerung kommen.

Der plötzliche Blutzuckerabfall führt zu Heißhungergefühlen vor allem nach Süßem (denn Kohlenhydrate erhöhen ja den Blutzucker), die meist durch die unkontrollierte Aufnahme von Nahrung gestillt werden: Der Blutzuckerspiegel steigt daraufhin sprunghaft an, sodass die Bauchspeicheldrüse große Mengen von Insulin produzieren muss, damit der Traubenzucker (Glukose) in die Zellen gelangen kann. Infolge der überschießenden Insulinausschüttung sinkt der Blutzuckerwert nun ebenso schnell wieder ab, wie er sich erhöht hat – um aufs Neue eine Unterzuckerung zu provozieren.

Selbst der Laie wird einsehen, dass diese „Schaukel" nichts mit einem gesunden Blutzuckerhaushalt zu tun hat, sondern den Körper allmählich auslaugt. Letztlich vermag nämlich nur ein ausgewogener Stoffwechsel zu gewährleisten, dass der Organismus sämtliche Funktionen wahrnehmen kann, ohne sich zu verausgaben und am Ende krank zu werden.

Der glykämische Index (GI) ist hier nun eine wertvolle Orientierungshilfe: Denn er gibt an, wie schnell der Kohlenhydratanteil eines Nahrungsmittels im Vergleich zur Glukose ins Blut gelangt. Generell unterliegt der glykämische Index individuellen Schwankungen und variiert leicht, bedingt durch die Zubereitungsart.

Als Referenzgröße wurde der Glukose ein GI von 100 zugewiesen. Nahrungsmittel mit einem GI über 50 haben einen relativ hohen Wert, das heißt ihr Kohlenhydratanteil geht verhältnismäßig schnell ins Blut über. Zum Vergleich: Vollkornbrot, das ja einen hohen Ballaststoffanteil aufweist (welcher wiederum für eine langsamere Aufnahme des Zuckers ins Blut sorgt), hat einen GI von 50. Der von Weißbrot dagegen liegt bei 69.

Wer also konsequent Lebensmittel mit niedrigem GI zu sich nimmt, bleibt in der Regel länger satt, isst weniger und nimmt darum auch weniger zu. Und er sorgt natürlich für einen ausgeglichenen Blutzuckerspiegel.

Gewichtsreduktion

Wahrlich ein Kapitel für sich ist das Abnehmen. Wer einmal ein paar Diäten hinter sich gebracht hat und den Jojo-Effekt der schnell zurückkehrenden Pfunde aus leidvoller Erfahrung kennt, wird wissen, dass nur eine langfristige Ernährungsumstellung – am besten kombiniert mit Bewegung – dauerhaften Erfolg beschert. Hier bietet sich die Trennkost an, denn sie liefert dem Körper alle lebensnotwendigen Nährstoffe und sorgt für eine optimale Verwertung sowie den Abtransport von Giftstoffen, Schlacken und Säuren. Wenn man

Die Sache mit dem Grundumsatz

Bei den so genannten Crash-Diäten, die die Kalorienzufuhr drastisch einschränken, stagniert der Gewichtsverlust nach einiger Zeit: Das zentrale Nervensystem passt nämlich den Grundumsatz – also die Energiemenge, die der Organismus im Entspannungszustand und nüchtern zur Aufrechterhaltung seiner Lebensvorgänge benötigt – dem geringeren Nahrungsangebot an und senkt ihn beträchtlich. Mit dieser Maßnahme sollen die Reserven im Körper geschützt werden, damit sie länger ausreichen.

Wird nun (aus Frust) die Diät abgebrochen und wieder wie vorher gegessen, so kehren die schnell verlorenen Pfunde noch schneller zurück: Denn der Grundumsatz befindet sich ja nach wie vor auf einem sehr niedrigen Niveau, sodass mehr Kalorien „übrig bleiben" und in Fettgewebe umgewandelt werden können – für die nächste (diätbedingte) „Notzeit" ...

nun noch darauf achtet, möglichst wenig Fett zu sich zu nehmen, steht dem Purzeln der Pfunde nichts mehr im Wege.

Heißhunger ade

Zuallererst: Verabschieden Sie sich ein für alle Mal von der Vorstellung, sich innerhalb weniger Wochen auf Ihr Wunschgewicht herunterhungern zu können. Mit Trennkost nehmen Sie nicht so schnell ab wie mit den meisten Crash-Diäten, dafür verbinden Sie aber Genuss mit Gesundheit, ernähren sich auch langfristig ausgewogen und werden am Ende Ihr neues, geringeres Gewicht halten. Unter Trennkost gilt ein Verlust von 80 Gramm bei Frauen und 110 Gramm bei Männern pro Tag als realistisch. So hat Ihr Organismus genügend Zeit, sich auf die veränderten Gegebenheiten einzustellen, und wird Sie nicht durch einen kurzerhand verringerten Grundumsatz „austricksen".

Gesundheitliche Vorteile einer Gewichtsreduktion
• Die Blutdruckwerte sinken.
• Die Cholesterinwerte sinken.
• Die Triglyceridwerte sinken.
• Der Stoffwechsel bei Diabetes mellitus bessert sich.
• Das Risiko für Herz-Kreislauf-Erkrankungen sinkt.
• Wirbelsäulen- und Gelenkbeschwerden gehen zurück.
• Das persönliche Erfolgserlebnis motiviert.
• Das Selbstwertgefühl wächst.
• Man wird attraktiver.

Als Schlüsselsubstanz für die Bildung von Fettgewebe gilt das Insulin (das ja auch für den Übertritt der Glukose ins Blut zuständig ist). Das bedeutet, dass der Körper jeden noch so kleinen Energieüberschuss aus der Nahrung, der nicht für Stoffwechselprozesse benötigt wird, mit Hilfe des Insulins im Fettgewebe abspeichert. Und es bedeutet ferner, dass umso mehr Fettzellen gebildet werden, je mehr Insulin zur Verfügung steht.

Dauerhaft Gewicht reduzieren

Nur eine langfristige Änderung der Essgewohnheiten, kombiniert mit einem Bewegungsprogramm, führt zu einer dauerhaften Gewichtsabnahme.

Erinnern wir uns an diesem Punkt noch einmal an den Blutzucker und den glykämischen Index (siehe S. 54 f.). Wie wir gesehen haben, sorgen (hochkalorische) Lebensmittel mit einem glykämischen Index über 50 für einen sprunghaften Anstieg des Blutzuckerspiegels, sodass in einer überschießenden Reaktion vermehrt Insulin ausgeschüttet werden muss. Heißhunger ist wiederum die Folge, nachdem der Blutzucker gefallen ist.

Schon gewusst?

Fett und Eiweiß haben in der Regel keinen glykämischen Index. Ihr Verzehr führt also nicht zu einem Blutzuckeranstieg und somit auch nicht zur Ausschüttung von Insulin.

Wer abnehmen möchte, sollte also kalorienärmere Lebensmittel mit einem niedrigen Indexwert verzehren, damit der Blutzuckerspiegel länger konstant bleibt und das Hungergefühl erst später auftritt. Ein positiver Nebeneffekt ist, dass sich dabei weniger Fettgewebe bilden kann, da ja auch weniger Insulin produziert wird. Selbst wenn Sie also mehr Kalorien zu sich genommen haben, als Sie eigentlich benötigen, werden diese nicht im Fettgewebe abgespeichert, sondern stehen länger zur Verfügung, um Sie satt zu halten.

Der glykämische Index (GI) ausgewählter Nahrungsmittel

Produkt	GI
Malzzucker (Maltose)	105
Weißer Zucker	100
Honig	87
Cornflakes	80
Kartoffelpüree	80
Graubrot	72
Polierter Reis	72
Gekochte Kartoffeln	70
Weißbrot	69
Weizenflocken	67
Müsli	66
Naturreis	66
Rosinen	64
Bananen	62
Spaghetti	61
Zuckermais	59
Buchweizen	51
Vollkornbrot	50
Haferflocken	49
Orangensaft	46
Vollkornspaghetti	42
Orangen	40
Getrocknete Bohnen	40
Äpfel	39
Joghurt	36
Eiskrem	36
Vollmilch	34

Produkt	GI
Getrocknete Erbsen	33
Magermilch	32
Frischobst	30
Getrocknete Linsen	29
Konfitüre (ohne Zucker)	25
Fruchtzucker (Fruktose)	20
Sojabohnen	15
Frischgemüse	< 15
Erdnüsse	13

(nach Noelke, Martin: *Abnehmen durch Trennkost*, 2000)

Wenn Sie nun noch sichtbares Fett wie Butter, Margarine und Öl weglassen bzw. beim Zubereiten Ihrer Mahlzeiten sehr sparsam damit umgehen, steht dem Abnehmen nichts mehr im Wege.

Zusammenfassend lässt sich zum glykämischen Index also Folgendes festhalten:

- Eiweißmahlzeiten erhöhen aufgrund ihrer sehr niedrigen glykämischen Indizes den Blutzucker nur sehr geringfügig. Da also kaum Insulin produziert werden muss, können überzählige Kalorien auch nicht als Fett abgespeichert werden.
- Kohlenhydratmahlzeiten, die weitgehend ohne Fett auskommen, erhöhen den Blutzucker- und Insulinspiegel, wenn auch nur kurzfristig. Da sie kalorienarm zubereitet sind, stehen hier jedoch weniger Kalorien zur Verfügung, um in Fettgewebe umgewandelt zu werden. Umgekehrt verhält es sich bei fettreichen Kohlenhydratmahlzeiten – die nicht unmittelbar verwerteten Kalorien werden sofort in die Fettdepots geschickt. Und man wird schnell wieder hungrig.

Schon gewusst?

Verzichten Sie nach Möglichkeit auf Kaffee: Das darin enthaltene Koffein regt nämlich die Insulinproduktion und damit letztendlich wieder den Hunger an.

Das Geheimnis des Erfolgs

Ähnlich wie so viele Reduktionsdiäten kommt aber auch die Trennkost nicht ohne eine gehörige Portion Durchhaltevermögen aus: Sie müssen schon den festen Willen aufbringen, sich an die Trennkostprinzipien (siehe S. 68 ff.) zu halten – und sich anfangs auch immer wieder selbst daran erinnern. Mit der Zeit wird Ihnen die Trennung dann in Fleisch und Blut übergehen und Ihnen keine Umstände mehr bereiten. Denn Sie wissen ja: Trennkost ist keine Diät, sondern eine Dauerernährung, die Genuss mit Gesundheit verbindet.

Die folgenden Tipps und Tricks helfen Ihnen dabei, Ihr Vorhaben in die Tat umzusetzen. Halten Sie sich möglichst genau daran, und Sie werden sehen: Das Abnehmen geht fast von allein!

Das sollten Sie beim Abnehmen beachten

1. Setzen Sie sich ein realistisches Ziel – nicht eines, das von vornherein unerreichbar erscheint. Und vor allem: Setzen Sie sich nicht unter Druck. Lassen Sie sich Zeit.

2. Naturbelassene Nahrung hat generell einen niedrigeren glykämischen Index als industriell bearbeitete Lebensmittel.

3. Lassen Sie alles sichtbare Fett weg, verzichten Sie möglichst auf Kaffee und Alkohol und wählen Sie Milch, Milchprodukte und Fleisch mit geringem Fettgehalt. Wenn Ihnen der Fettgehalt eines Milchprodukts nicht bekannt ist, ordnen Sie dieses zweckmäßigerweise der neutralen Gruppe zu. Da Wurst häufig Fett in unbekannter Menge enthält, empfiehlt es sich, Schinken den Vorzug zu geben. Verwenden Sie nur qualitativ hochwertige Fette und Öle (ungehärtete Fette, kalt gepresstes natives Olivenöl).

4. Die Sättigungsrezeptoren im Magen reagieren erst 15 bis 20 Minuten nach Beginn einer Mahlzeit. Nehmen Sie daher vor jeder Hauptmahlzeit eine Portion Rohkost oder Salat zu sich. So fühlen Sie sich schneller satt und essen vom kalorienreicheren Hauptgericht weniger.

5. Legen Sie zwischen den einzelnen Hauptmahlzeiten eine Pause von mindestens drei bis vier Stunden ein.

6. Eine Kohlenhydratmahlzeit wird abends besser verdaut als eine Eiweißmahlzeit. Normalerweise kann man dann auch besser schlafen, besonders, wenn die Mahlzeit nicht nach 19 Uhr stattfindet.

7. Mehr als eine Eiweißmahlzeit pro Tag ist nicht zu empfehlen, da sonst die Gefahr besteht, dass dem Körper neben den Proteinen zu große Mengen an Cholesterin, gesättigten Fettsäuren und Purinen (Vorstufen der Harnsäure) zugeführt werden könnten.

8. Verzichten Sie während des Abnehmens konsequent auf Nachtisch, aber hungern Sie nicht. Stattdessen sollten Sie (frühestens drei bis vier Stunden nach einer Hauptmahlzeit) Zwischenmahlzeiten einlegen.

9. Als Zwischenmahlzeit eignen sich ein Stück Obst, ein paar Vollkornkekse, ein Vollkornbrötchen, etwas Käse, ein Joghurt (ohne Zusatzstoffe), eine Gurke, ein oder zwei Tomaten, Buttermilch oder Kefir. Wenn Sie nichts essen möchten, können Sie Mineralwasser, Kräuter- oder Früchtetee trinken. Meist verschwindet dann der Appetit von selbst wieder.

10. Die empfehlenswerte Trinkmenge hängt von vielen individuellen Faktoren ab. Pauschalwerte gibt es also nicht. Generell können Sie sich jedoch an folgende Faustregel halten: Sie haben dann genug getrunken, wenn Ihr Urin hell bis klar ist.

11. Treiben Sie zwei bis drei Mal wöchentlich moderaten Ausdauersport oder gehen Sie täglich eine halbe Stunde zügig spazieren. Bei ausreichender Bewegung und Belastung wird der Appetit zuverlässig gedämpft und Fettgewebe gezielt abgebaut.

12. Viele Frauen lagern wenige Tage vor der Regelblutung Wasser ein. Selbst wenn der Zeiger auf der Waage dadurch wieder nach rechts wandert – lassen Sie sich nicht beirren: Bereits am zweiten oder dritten Tag nach Beginn der Menstruation ist das Wasser wieder ausgeschieden.

13. Stark gesalzenes Essen sowie ein vermehrter Verzehr von Ballaststoffen führt ebenfalls zur Wassereinlagerung. Diese schlägt zwar gewichtsmäßig zu Buche, das bedeutet jedoch nicht, dass Sie an Fett zugelegt haben. Machen Sie sich den Unterschied klar.

14. Sind Frust oder Stress die Gründe, warum Sie beim Essen oft zuschlagen? Dann tun Sie bewusst etwas für die Entspannung, z. B. mit Entspannungstechniken wie Autogenes Training oder Yoga.

15. Reden Sie sich keine Gewissensbisse ein, wenn Sie wieder einmal zu viel oder zu ungesund gegessen haben. Dann gleichen Sie die Bilanz morgen eben durch einen Obsttag wieder aus.

16. Gehen Sie nie hungrig einkaufen. Schreiben Sie zu Hause Ihren Einkaufszettel und halten Sie sich daran. So sind Sie vor kalorienreichen Spontankäufen sicher.

17. Essen Sie stets mit Genuss, bewusst und langsam, und kauen Sie jeden Bissen gründlich. Dann haben Sie mehr davon, die Sättigung setzt schneller ein, und die Nahrung wird schon im Mund optimal vorverdaut.

18. Essen Sie nur, wenn Sie auch wirklich Hunger haben, und nicht, weil es eigentlich wieder Zeit für eine Mahlzeit wäre oder weil es andere von Ihnen erwarten.

19. Machen Sie sich nicht zum Sklaven der Waage! Wenn sich tagelang nichts bewegt, sollten Sie sich nicht entmutigen lassen. Am besten, Sie wiegen sich nur einmal wöchentlich oder verzichten ganz darauf.

Trennkost Tag für Tag

Die schwierigste Hürde stellt für viele die Umstellung von Normalkost auf Trennkost dar. Doch wenn man einmal das Trennkostprinzip begriffen hat, ist es wirklich ganz einfach. Als Richtlinie behalten Sie nur immer im Hinterkopf: Niemals überwiegend kohlenhydratreiche Lebensmittel mit überwiegend eiweißreichen kombinieren!

Der erste Schritt: Wie wird aus Normalkost Trennkost?

Ein Beispiel mag verdeutlichen, wie einfach die Umstellung in der Praxis aussieht: Nehmen wir an, es gäbe bei Ihnen zu Mittag Schweinebraten mit Sauce, Klößen, Karotten und Salat – eine Mahlzeit, die gleich dreifach gegen die Trennkostprinzipien verstößt (siehe S. 68 ff.), denn hier wird Eiweiß mit Kohlenhydraten kombiniert, bis auf den Salat ist nichts naturbelassen, und die Gewichtung von Säure- und Basenbildnern ist stark in Richtung Säure verschoben.

> **Fett**
>
> Fette, Öle, Butter und fettreiche Lebensmittel gehören zur neutralen Gruppe.

Was also tun? Nun, es ist eigentlich ganz einfach: Sie essen zunächst einmal den Salat, und zwar langsam und unter gründlichem Kauen. So überbrücken Sie schon einmal die Zeitspanne, bis die Sättigungsrezeptoren im Magen Verbindung zum Gehirn aufnehmen; außerdem ist der Salat am leichtesten verdaulich, blockiert also keinen Platz, wenn der Hauptgang nachkommt.

Anschließend entscheiden Sie sich: Lassen Sie heute lieber die Klöße (Kohlenhydrate) oder den Schweinebraten (Eiweiß) weg? Zu beidem passt das Gemüse, denn es gehört ja in die Gruppe der neutralen Lebensmittel. Da im Rahmen der Trennkost generell von Schweinefleisch aufgrund der darin enthaltenen Giftstoffe (Sutoxine) abgeraten wird (siehe S. 77), empfiehlt es sich, die Klöße zu wählen. Nun erhöhen Sie noch den Karottenanteil auf Ihrem Teller – und schon ist eine perfekte Trennkostmahlzeit zusammengestellt. Also dann: Guten Appetit!

Trennkost in der Familie

Sie möchten auch Ihrer Familie die Trennkost näher bringen? Das ist sicher vernünftig, denn schließlich wollen Sie ja nicht doppelt und dreifach kochen. Hüten Sie sich allerdings davor, die übrigen Familienmitglieder „mit Gewalt" überzeugen zu wollen, indem Sie von einem Tag auf den anderen nur noch Trennkost anbieten. Die individuelle Ernährung ist schließlich im wahrsten Sinne des Wortes Geschmackssache, und manch einer könnte Missionierungsversuche in dieser Richtung als Bevormundung empfinden und sie Ihnen vielleicht übel nehmen.

Schon gewusst?

Beim Kuchenbacken sollten Sie Weizenmehl teilweise durch Vollkornmehl ersetzen; erhöhen Sie im Gegenzug aber unbedingt die Flüssigkeitsmenge, damit der Teig nicht zu fest wird. Außerdem können Sie die angegebene Zuckermenge reduzieren oder – besser noch – durch Honig ersetzen.

Ein wenig taktisches Kalkül ist da Erfolg versprechender: Bringen Sie also einfach nach und nach mehr Basenbildner und Produkte aus biologischem Anbau auf den Tisch und reduzieren Sie dafür „heimlich" die Säurebildner. Bieten Sie Fleisch nur noch mit Gemüse oder Salat an, während Sie bei Pasta die Fleischsauce und beim Abendbrot die Wurst weglassen. Ersetzen Sie Weißbrot durch Vollkornbrot, Nussnugatkrem und Marmelade durch Honig und Schweineschmalz durch pflanzliches Zwiebelschmalz – und allmählich wird auch Ihre Familie feststellen, dass die zunächst argwöhnisch beäugte neue Kostform doch ganz gut schmeckt, nicht mit Hungern verbunden ist und zudem für gesteigertes Wohlbefinden sorgt.

Trennkost im Berufsalltag

Und das Beste ist: Nicht nur zu Hause, auch am Arbeitsplatz können Sie ohne große Umstände der Trennkost treu bleiben. Frühstücken Sie zunächst gemäß den Trennregeln und nehmen Sie sich für den kleinen Hunger zwischendurch im Betrieb etwas frisches Obst mit.

Falls Sie die Möglichkeit haben, mittags in der Kantine zu essen, achten Sie darauf, stets einen Salat vor dem Hauptgericht zu verzehren. Lassen Sie die Beilage aus Nudeln, Reis oder Kartoffeln (Kohlenhydrate) weg, wenn Sie ein Fleischgericht wählen, und umgekehrt. In jedem Fall sollte viel neutrales Gemüse dabei sein. Zur eiweißreichen Fleischmahlzeit passt als Nachtisch gut saures Obst (z.B. Äpfel, Orangen), zu einer kohlenhydratreichen Mahlzeit empfiehlt sich süßes Obst, etwa eine Banane.

Tipp

Transportieren Sie Salate und die dazugehörigen Saucen stets in getrennten Behältern und vermischen Sie beides erst unmittelbar vor dem Verzehr, damit der Salat nicht welk und unansehnlich wird.

Steht keine Kantine zur Verfügung, sodass Sie sich Ihr Essen selbst mitbringen müssen, so empfiehlt sich folgende Vorgehensweise: Bereiten Sie von der Mahlzeit am Vorabend stets eine doppelte Portion zu und erwärmen Sie den Rest am Arbeitsplatz oder morgens, bevor Sie aufbrechen. Im letzteren Fall hält eine Thermobox das Essen bis zum Mittag warm.

Wenn Sie keine Lust haben, täglich neu zu kochen, sollten Sie stets größere Mengen eines Grundnahrungsmittels, etwa Kartoffeln oder Reis, zubereiten: Daraus lässt sich in den folgenden Tagen ohne viel Aufwand manche Abwandlung zaubern – Pell-, Salz- und Bratkartoffeln hier, Gemüsereis, Reisauflauf und Milchreis dort. Sie werden sehen: Mit der Zeit entwickeln Sie Routine und Erfindungsreichtum.

Auswärts trennen

Keine Angst: Trennkost bedeutet nicht das Ende Ihrer Restaurantbesuche. Sehen Sie sich nur gezielt nach einer Adresse mit Vollwertküche um – dort werden nämlich oft Trennkostgerichte angeboten, ohne dass sie in der Karte als solche ausgeschrieben wären.

Den Hunger überlisten

Indem Sie langsam und bewusst kauen und Ihr Essen in Ruhe genießen, schaffen Sie die Voraussetzungen für eine optimale Verdauung und werden zudem schneller satt. Lassen Sie sich nicht dazu verleiten, im Restaurant alles aufzuessen, nur weil Sie es bezahlt haben – selbst wenn Sie keinen Hunger mehr haben. Sie können die Reste ja als „Doggy bag" mitnehmen.

Verfahren Sie im Restaurant so wie immer: Essen Sie vorweg auf jeden Fall Ihren Salat, der ruhig auch größer ausfallen darf, wenn der Hunger entsprechend ist. Anschließend entscheiden Sie sich für ein Eiweißgericht (am besten mittags) – hier lassen Sie Nudeln, Kartoffeln und Reis weg – oder eine Kohlenhydratmahlzeit (abends) ohne Fisch oder Fleisch. Gemüse als Beilage ist nicht nur erlaubt, sondern als Basenbildner erwünscht, wie Sie ja wissen.

Bei Einladungen läuft es ganz ähnlich ab: Steht ein Büffet bereit – umso besser! Sie sind keinen Menüzwängen unterworfen und können frei wählen. Sehen Sie sich alles in Ruhe an und entscheiden Sie dann, ob es eine Kohlenhydrat- oder Eiweißmahlzeit werden soll. Falls der Hunger zu groß ist, holen Sie sich zunächst einen kleinen Salat, damit Sie beim zweiten Gang zum Büffet nicht von Ihrem knurrenden Magen beeinflusst werden. Sie sollten sich in jedem Fall nur so viel auf den Teller laden, wie Ihnen gerade ausreichend erscheint. Und sobald Sie das Gefühl haben, angenehm satt (aber nicht vollgestopft) zu sein, hören Sie auf zu essen.

Wenn die Gastgeber Sie bekochen möchten, wird es schon schwieriger: Schließlich wollen Sie sie ja nicht kränken, indem Sie einen Teil des Essens unangetastet zurückgehen lassen oder eine „Extrawurst" verlangen. Machen Sie im Vorfeld bereits auf Ihre Ernährungsweise aufmerksam und bitten um Berücksichtigung und Nachsicht oder lassen es für dieses Mal gut sein mit der Konsequenz!

Urlaub: Sollte Sie die Reise in südliche Länder führen, so wird die Hitze tagsüber ohnehin kaum Appetit aufkommen lassen. Buchen Sie in jedem Fall nicht Vollpension, sondern nur Frühstück oder Halbpension (oder spielen Sie gleich ganz Selbstversorger, was sicher die trennkostfreundlichste Variante ist).

Wenn Sie all das beherzigen und zusätzlich für viel Bewegung sorgen, werden Sie keinen Grund haben, sich am Ende des Urlaubs vor dem Blick auf die Waage zu fürchten.

Gewusst wie: Richtig trennen

Genug der grauen Theorie – es ist endlich Zeit für die Praxis! Da Sie nun über das nötige Rüstzeug verfügen und alles darüber wissen, wie Trennkost funktioniert (und vor allem, wie positiv sie sich auf Gesundheit und Wohlbefinden auswirkt!), wird es Ihnen sicher nicht schwer fallen, Ihre guten Vorsätze in die Tat umzusetzen.

> **Bitte beachten**
>
> Das Individuelle hat in der Trennkost Vorrang vor dem Allgemeinen: Bei chronischen Erkrankungen wie Diabetes, Bluthochdruck oder Krebs muss die Trennkost entsprechend modifiziert werden. Da sie keinen Ersatz für angezeigte medizinische Therapien darstellt, sollte sie immer in Absprache mit dem behandelnden Arzt erfolgen.

Die Trennkostrichtlinien

Nachfolgend sind noch einmal alle Trennregeln aufgelistet, die es zu beachten gilt. Wenn Sie sich möglichst genau daran halten, werden Sie schon bald durch ein gesteigertes Wohlbefinden sowie erhöhte Leistungsfähigkeit, vielleicht auch durch den Rückgang etwaiger Symptome, Beschwerden und Krankheiten für Ihre Konsequenz belohnt werden.

Die acht Trennkostrichtlinien

1. Verwenden Sie möglichst ausschließlich naturbelassene und natürliche Lebensmittel. Meiden Sie industriell verarbeitete und konservierte Nahrung ebenso wie Fertiggerichte.

2. Innerhalb einer Mahlzeit sollten Sie eiweiß- und kohlenhydratreiche Lebensmittel nicht miteinander kombinieren.

---

3. Alle im Trennungsplan als neutral deklarierten Lebensmittel dürfen Sie entweder mit solchen aus der Eiweißgruppe *oder* mit solchen aus der Kohlenhydratgruppe gemeinsam verzehren.

4. Schränken Sie den Verzehr von extrem eiweiß- und kohlenhydrathaltigen Nahrungsmitteln ein, damit Ihr Körper nicht übersäuert.

5. Für einen optimalen Säure-Basen-Haushalt sollte Ihre Nahrung zu etwa drei Vierteln aus Basenbildnern (Gemüse, Salat, Obst) und nur zu einem Viertel aus Säurebildnern (wie Fleisch, Fisch) bestehen.

6. Nehmen Sie morgens möglichst eine Basen bildende, mittags eine eiweißreiche und abends eine kohlenhydratreiche Mahlzeit zu sich. Nach 15 Uhr sollten Sie überwiegend eiweißhaltige Nahrung meiden.

7. Zwischen den drei Hauptmahlzeiten empfiehlt es sich, Pausen von etwa drei bis vier Stunden einzuhalten. Kleine Zwischenmahlzeiten sind erlaubt, wenn sich der Hunger meldet.

8. Genießen Sie Ihre Mahlzeiten bewusst, essen Sie langsam und in Ruhe und kauen Sie gründlich.

Der Umschalttag

Damit sich der Körper an die neue Kostform gewöhnen kann, sollten Sie einen so genannten Umschalttag einlegen. Er fördert zugleich die Entschlackung und kann daher durchaus mit einer vermehrten Aktivität des Verdauungstrakts, mit Rumoren, Blähungen und Bauchschmerzen einhergehen.

All dies ist jedoch kein Anlass zur Sorge, sondern ganz normal und ein Zeichen dafür, dass sich die Darmflora auf die neue Kost einstellt. In der Regel wird diese Phase nach einer Woche, mitunter auch nach 14 Tagen abgeschlossen sein. Trinken Sie jetzt besonders viel Flüssigkeit (Quellwasser, stilles, natriumarmes Mineralwasser, Früchte- und Kräutertee) und meiden Sie Süßigkeiten.

Es gibt verschiedene Möglichkeiten, wie Sie den Umschalttag gestalten können. Suchen Sie sich einfach unter den folgenden Alternativen jene aus, die Ihnen am meisten zusagt.

Obsttag

Bis 15 Uhr dürfen Sie heimisches Frischobst in beliebiger Menge essen. Nach 17 Uhr sollten nur noch zwei Bananen verzehrt werden.

Gemüse-Salat-Tag

Sie nehmen ausschließlich leicht gedünstetes (eventuell auch rohes) Gemüse der Saison und/oder Salat in beliebiger Menge zu sich. Lassen Sie bei der Zubereitung jedoch Fett und Salz weg und verwenden Sie stattdessen Kräuter oder vegetarische Gemüsebrühe. Achten Sie darauf, dass Sie die Mahlzeiten beenden, kurz bevor Sie satt sind.

Schon gewusst?

Da bei der Konservierung von Lebensmitteln eine große Menge an Vitaminen und sekundären Pflanzenstoffen verloren geht, sollten Sie auf den Verzehr von Konservennahrung verzichten.

Beim Tiefgefrieren hingegen bleiben mehr Nährstoffe erhalten. Tiefkühlkost ist damit die bessere Möglichkeit, Lebensmittel dauerhaft haltbar zu machen.

Kartoffeltrunk-Tag

Der Kartoffeltrunk sei besonders all jenen ans Herz gelegt, die einen empfindlichen Verdauungsapparat haben.

Garen Sie 500 Gramm gewaschene, ungeschälte Kartoffeln aus biologischem Anbau in knapp 2 Litern Wasser (ohne Salz). Nur ältere Knollen sollten Sie nach dem Kochen pellen. Pürieren Sie anschließend die Kartoffeln zusammen mit der Kochflüssigkeit.

Dieser „Saft" ist besonders reich an Basenbildnern und sollte über den Tag verteilt getrunken werden.

Kartoffel-Gemüse-Suppen-Tag

Nach dem folgenden Rezept bereiten Sie eine Suppe zu, die Sie im Laufe des Tages verzehren.

Putzen bzw. schälen Sie 3 mittelgroße Kartoffeln, 3 Zwiebeln, 3 Stangen Lauch, 1 Sellerieknolle und – nach Bedarf – bis zu 3 Karotten. Nach dem Waschen und Zerkleinern geben Sie das Gemüse in einen Topf und füllen ihn mit Wasser auf. Aber Vorsicht: Hände weg vom Salz! Greifen Sie lieber auf Kräuter und Gewürze (am besten frisch) zurück und garen Sie alles, bis das Gemüse weich ist.

Die täglichen Mahlzeiten

Was Sie wann essen dürfen

Wie Sie wissen, variiert die Verdauungsleistung des Organismus je nach Tageszeit. So werden morgens am besten Basenbildner wie Obst vertragen, während beispielsweise nach 15 Uhr Eiweißmahlzeiten nicht mehr zu empfehlen sind. Was der Körper wann im Tagesablauf ideal verwerten kann, entnehmen Sie der folgenden Aufstellung.

Aber auch hier stehen wieder Ihre individuellen Bedürfnisse im Vordergrund: Falls Sie erst abends Ihre warme Mahlzeit zu sich nehmen können, darf es dann auch mal eiweißreich, etwa Fisch, kombiniert mit reichlich Basenbildnern, sein.

Mahlzeit	Trennkostgruppe	Empfohlene Lebensmittel
Frühstück	Basenbildner	• Obst (süßes nach dem sauren) • Milch und Obst • Milch und gemahlene Leinsamen • Müsli • Vollkornbrot, Butter, Honig, Quark • Vollkornbrot, Käse (über 60 % Fett i. Tr.) • Salatgurke und Ähnliches

Mahlzeit	Trennkostgruppe	Empfohlene Lebensmittel	
Mittag-essen	Eiweißreich	**Eingangs Salat**	
		wahlweise:	*Dazu wahlweise:*
		• Fleisch	• Obst- oder
		• Geflügel	Gemüsesaft
		• Fisch	• Gemüsesuppe
		• Käse (unter	• Gemüse (lieber
		55 % Fett i. Tr.)	roh als gekocht)
		• Eier	• Quarkspeisen
		• Milch	mit saurem Obst
Abend-brot	Kohlenhydratreich	**Eingangs Salat**	
		wahlweise:	*Dazu wahlweise:*
		• Vollkornbrot	• Butter, Quark
		• Vollkornnudeln	• Käse über 60 %
		• Vollkornreis	(Fett i. Tr.)
		• Kartoffeln	• Gemüsesuppe
			und/oder gekoch-
			tes Gemüse
			• Bananen, Feigen,
			Heidelbeeren
			• Rosinen
			• Nüsse
			• Honig

Wenn zwischendurch der Magen knurrt, dürfen Sie ruhig einen kleinen Snack zu sich nehmen. Aber vergessen Sie nicht – gesund soll er sein:

• ein Stück Obst
• ein paar Vollkornkekse
• ein Vollkornbrötchen
• etwas Käse
• ein Joghurt (ohne Zusatzstoffe)
• eine Gurke
• ein oder zwei Tomaten
• Buttermilch oder Kefir.

Wie viel darf's denn sein?

Zunächst einmal: Mengenangaben lassen sich nicht verbindlich empfehlen, denn jeder Organismus hat seinen eigenen Grundumsatz, der wiederum von verschiedenen individuellen Faktoren abhängig ist. Beobachten Sie sich einfach selbst und horchen Sie in sich hinein: Ihr Körper wird Ihnen rechtzeitig signalisieren, wann er satt ist, sofern Sie langsam genug essen und gründlich kauen. Stehen Sie jedoch nie hungrig vom Tisch auf – sonst könnte Sie Ihr Appetit noch vor der nächsten Mahlzeit zum „Sündigen" verführen.

Trinken nicht vergessen!

Trinken Sie täglich mindestens 1,5 Liter Flüssigkeit. Besonders zu empfehlen sind Quellwasser, Leitungswasser, natriumarmes Mineralwasser, Kräuter- und Früchtetee. Die Flüssigkeit hilft Ihrem Körper beim Ausschwemmen und Entschlacken und sorgt für den reibungslosen Ablauf aller Stoffwechselprozesse.

Aus den erwähnten Gründen sind die folgenden Mengenangaben lediglich als Richtwerte zu verstehen, an die Sie sich nicht sklavisch halten müssen, wenn sie für Sie persönlich nicht stimmig sind.

Kaffee oder Tee?

Kaffee und schwarzer Tee sollen im Rahmen der Trennkost nur maßvoll genossen werden, das heißt etwa 1–2 Tassen am Tag. Geben Sie dann etwas Honig oder Sahne dazu.

Frühstück

Als Obstmahlzeit	Als Kohlenhydrat-mahlzeit	Als Eiweißmahlzeit
• Heimisches Obst der Saison nach Bedarf (möglichst eine Sorte, ansonsten die sauren Sorten vor den süßen)	*Wahlweise:* • 1 Scheibe Vollkorn-brot • 1 Vollkornbrötchen • Müsli • Getreidebrei *Dazu wahlweise:* • etwas Butter • Honig • 1 Scheibe Käse (über 60 % Fett i. Tr.) • 50 g Quark	• 1 Ei (Spiegel- oder Rührei, gekocht oder im Glas) *Dazu:* • neutrales, rohes Gemüse

Mittag-/Abendessen

Empfohlen wird eine Eiweißmahlzeit zu Mittag, da sie sich positiv auf die Konzentrations- und Leistungsfähigkeit des Gehirns auswirkt. Zum Abendessen ist kohlenhydratreiche Kost angezeigt, da man danach besser schlafen kann.

Beachten Sie bitte: Gemüse und Vorspeisensalat sollten zusammen etwa 400 Gramm wiegen.

Als Eiweißmahlzeit	Als Kohlenhydratmahlzeit
Eingangs Salat	Eingangs Salat
Wahlweise: • 100–150 g Fleisch • 150–200 g Fisch • 1 Ei • 60 g Käse (unter 60 % Fett i. Tr.) *Dazu:* • Gemüse der Saison (aus der neutralen Gruppe)	*Wahlweise:* • 50 g (Rohgewicht) Getreide, Naturreis oder Vollkornnudeln • 100 g Vollkornbrot • 200 g Kartoffeln *Dazu:* • Gemüse der Saison • Butter, Sahne oder kalt gepress-tes, naturbelassenes Öl

Zwischenmahlzeiten

Zwischen Frühstück und Mittagessen	Zwischen Mittag- und Abendessen
Wahlweise:	*Wahlweise:*
• ca. 200 g heimisches Frischobst	• Obst
• 200 ml frische Milch	• 1 kleines Stück Vollkorngebäck oder 1 Scheibe Vollkornknäckebrot mit Honig
• 200 g gesäuerte Milchprodukte (z. B. Naturjoghurt)	• 1 Becher Joghurt mit kernigen Haferflocken
• 100 g Obst und 100 g gesäuerte Milchprodukte (Joghurt oder Quark)	• 2 EL Quark mit 1 TL Honig
	• 200 g gesäuerte Milchprodukte

Es ist angerichtet: Menüvorschläge

Damit Sie eine Vorstellung davon gewinnen, wie abwechslungsreich und schmackhaft sich die Ernährung nach den Prinzipien der Trennkost gestalten lässt, finden Sie im Folgenden Menüvorschläge für drei Tage. Während Tag eins und drei auf die Bedürfnisse von Fleisch- und Fischessern zugeschnitten sind, wurde der zweite Tag vegetarisch konzipiert. Bei ausgefalleneren Gerichten ist in Klammern angegeben, auf welcher Seite das zugehörige Rezept abgedruckt ist.

	1. Tag	2. Tag	3. Tag
Frühstück	Obstfrühstück	Quarkmüsli	2 Scheiben Vollkornbrot Honig Butter
Mittagessen	Salatteller Gebratene Seezunge mit Gemüse (siehe S. 121)	Salatteller Sesam-Sellerie-Scheiben mit Kartoffel-Karotten-Püree (siehe S. 115)	Salatteller Hähnchenbrust exotisch mit Brokkoli (siehe S. 119)

	1. Tag	2. Tag	3. Tag
	Himbeer-jogurt	Vanillekrem (siehe S. 118)	Obstsalat
Zwischen-mahlzeit	Frischkornmüsli	1 Stück Käse-torte	1 Vollkorn-Rosi-nenbrötchen Butter
Abendessen	Salatteller	Salatteller	Salatteller
	Hefepfannkuchen (siehe S. 117)	1 Scheibe Voll-kornbrot Schnittkäse (60 % Fett i. Tr.) Obazda (siehe S. 124) Tomate Gurke	Kräuterkar-toffeln mit Butter

Die Zuordnung der Lebensmittel

Rekapitulieren wir noch einmal: In der Trennkost werden die Lebensmittel in eine eiweißreiche, eine kohlenhydratreiche und eine neutrale Gruppe eingeteilt. Ausschlaggebend für die Zuordnung in die Gruppe Säurebildner oder Basenbildner ist stets der Einfluss des betreffenden Lebensmittels auf den Säure-Basen-Haushalt des Körpers.

Grenzfälle der neutralen Gruppe

Gesäuerte Milchprodukte gelten trotz ihres hohen Eiweißge-halts als neutral, da das Eiweiß durch die Säuerung vorver-daut wurde und infolgedessen leichter verdaulich ist.

Unter historischem Aspekt gemäß Dr. Hay gelten Fisch, Fleisch und Wurst, wenn sie roh oder geräuchert sind, als neutral: Sie enthalten viel Eiweiß, sind aber noch naturbelas-sen. Erst durch Erhitzen beim Braten oder Kochen verändert

> sich ihre Zellstruktur (das Eiweiß wird denaturiert). Deshalb ordnete Hay dieses schwerer verdauliche Eiweiß in die Eiweißgruppe ein.

Der folgende Trennungsplan ist als Übersicht gedacht und daher eher allgemeiner Natur; er nennt in einem eigenen Kasten auch all jene Nahrungsmittel, von deren Verzehr abgeraten wird. Bei Ihren Einkäufen hingegen werden Sie wohl eher auf die Tabelle auf S. 79 ff. zurückgreifen, denn sie ist wesentlich detaillierter gehalten als der Plan und listet zahlreiche Nahrungsmittel in alphabetischer Reihenfolge auf. Ihr können Sie die Gruppenzugehörigkeit sowie den Fettgehalt der einzelnen Nahrungsmittel entnehmen. Lebensmittel, die Sie hier vergeblich suchen, werden Sie häufig bei der denaturierten Nahrung (Kasten) finden: Das bedeutet, dass sie sich nicht für eine trennkostgerechte Ernährung eignen.

Nicht empfohlene Lebensmittel	
• Eingemachtes	• Konserven
• Rohes Eiweiß	• Marmelade und Gelee
• Erdnüsse	• Fertige Mayonnaise
• Essigessenz	• Polierter Reis
• Fertiggerichte, -suppen und -saucen	• Schweinefleisch, -wurst und -schinken
• Gehärtete Fette	• Rhabarber
• Geräucherte und gepökelte Fleischwaren, rohes Fleisch	• Süßigkeiten
	• Süßstoff
• Getränke: hochprozentige Alkoholika, Kaffee, Kakao, schwarzer Tee	• Weißmehl und Weißmehlprodukte
• Getrocknete Hülsenfrüchte	• Fette Wurstwaren
• Kochsalz	• Weißer Zucker

Der Trennungsplan

— Nicht kombinieren! —

Vorwiegend kohlenhydrathaltig	Neutrale Gruppe	Vorwiegend eiweißhaltig
• Bananen • Honig • Kartoffeln • Naturreis • Schwarzwurzeln • Topinambur • Trockenobst • Vollkornbrot • Vollkornnudeln • Vollkornprodukte	• Avocados • Eigelb • Fette: Butter, pflanzliche, ungehärtete, kalt gepresste Öle und Fette • Geliermittel • Gemüse: Blattsalat, Blumenkohl, Brokkoli, Chicorée, Chinakohl, Fenchel, Gurken, Karotten, Kohlrabi, Kürbis, Lauch, Mangold, Paprikaschoten, Radieschen, Rettich, Rosenkohl, Rotkohl, Rote Bete, Sauerkraut, Sellerie, Spargel, Spinat, Tomaten, Weißkraut, Wirsing, Zwiebeln • Getränke: Mineralwasser, Kräutertees, verdünnte Gemüsesäfte • Gewürze: Basilikum, Curry, Gartenkräuter, gekörnte Gemüsebrühe, Knoblauch, Kräutersalz, Muskat, Paprika, Pfeffer, Selleriesalz, Vollmeersalz, Wildkräuter • Hefe • Heidelbeeren • Mandeln, Nüsse und Samen: alle außer Erdnüssen • Oliven • Pilze • Sprossen und Keimlinge • Käse über 60 % Fett i. Tr. • Süße Sahne • gesäuerte Milchprodukte: Buttermilch, Kefir, Quark, Rahm, Vollmilchjoghurt	• Eier • Frischfisch und gegarte Meeresfrüchte • Gegartes Fleisch und Wild: alle Sorten außer vom Schwein • Geflügel • Gemüse: gekochter Spinat, gekochte Tomaten • Käse bis 55 % Fett i. Tr. • Milch • Sojaprodukte: Sojamehl, Tofu • Wild Als Getränke passen hierzu: Apfelwein, Champagner, Früchtetee, Fruchtsäfte, trockener und halbtrockener Wein
Kohlenhydratgruppe	**Neutrale Gruppe**	**Eiweißgruppe**

Kombination erlaubt

Die Trennkosttabelle

Wenn nicht anders angegeben, beziehen sich alle Fettangaben auf jeweils 100 Gramm des betreffenden Nahrungsmittels. „Kombinieren mit E(iweißgruppe)" bedeutet: Saures Obst, Kern-, Stein- und Beerenobst soll kombiniert werden mit überwiegend eiweißreichen Lebensmitteln: In Kombination mit überwiegend kohlenhydratreichen Lebensmitteln würde nämlich sonst das Enzym Speichelamylase im Mund durch die Verdauungstätigkeit der Fruchtsäuren gestört.

Lebensmittel	Fettgehalt (g)	Trennkostgruppe (E = Eiweiß, K = Kohlenhydrate, N = Neutral)
Aal (Flussaal)	24,5	E
Aal, geräuchert	28,6	N
Agar-Agar	–	N
Ahornsirup	–	K
Alfalfasprossen	–	N
Amarant	8,8	K
Ananas, frisch	0,2	Kombinieren mit E
Ananas, getrocknet (1 Scheibe)	1,0	K
Ananassaft	0,1	Kombinieren mit E
Apfel, getrocknet (1 Ring)	–	K
Apfel, säuerlich (1 Stück/150 g)	0,7	Kombinieren mit E
Apfel, süß (1 Stück/150 g)	0,7	K
Apfeldicksaft	–	K
Apfelsaft	–	Kombinieren mit E
Apfelsaftschorle	–	E
Apfelwein (Cidre), herb	–	Kombinieren mit E
Appenzeller (50 % Fett i. Tr.)	31,6	E
Aprikose, frisch	–	Kombinieren mit E
Aprikose, getrocknet (1 Stück)	–	K
Artischocke	0,1	N

Lebensmittel	Fettgehalt (g)	Trennkostgruppe (E = Eiweiß, K = Kohlen-hydrate, N = Neutral)
Aubergine	0,2	N
Austern	1,2	E
Austernpilze	0,1	N
Averna	–	*Nicht empfohlen*
Avocado	23,5	N
Avocadosaft	11,7	N
Babybel (25 % Fett i. Tr.)	10,0	E
Backpulver (1 TL)	–	K
Baguette	0,7	K
Balsamessig	–	Kombinieren mit E
Bambussprossen	0,3	N
Banane, frisch (1 Stück/150 g)	0,3	K
Banane, getrocknet (1 Chip)	0,2	K
Bananeneis	3,0	K
Bananensaft	–	K
Basilikum	–	N
Batate (Süßkartoffeln)	0,6	K
Bavaria blu (70 % Fett i. Tr.)	40,0	N
(Sauce) Béarnaise	19,0	E
Béchamelsauce (mit Sahne)	6,0	K
Bel Paese (50 % Fett i. Tr.)	30,2	E
Bergkäse (50 % Fett i. Tr.)	30,0	E
Bier, alkoholfrei	–	K
Bier, Bock/Doppelbock	–	K
Bier, Export/Helles	–	K
Bierschinken, Pute	10,0	E
Bierschinken, Schwein	*11,4*	*Nicht empfohlen*
Birne (1 Stück/150 g)	0,6	Kombinieren mit E

Lebensmittel	Fettgehalt (g)	Trennkostgruppe (E = Eiweiß, K = Kohlenhydrate, N = Neutral)
Birnendicksaft	–	K
Bismarckhering	16,0	N
Blätterteigstangen	35,0	K
Blaukraut	0,2	N
Bleichsellerie	0,2	N
Blumenkohl	0,2	N
Blutwurst	*29,0*	*Nicht empfohlen*
Bockwurst	*25,3*	*Nicht empfohlen*
Bohnen, grün	*0,3*	*Nicht empfohlen*
Bohnensprossen	–	N
Boysenbeeren	–	E
Brasse	5,5	E
Bratensauce, braun (50 ml)	–	K
Bratensauce, hell (50 ml)	2,5	K
Brathering	15,2	N
Bratwurst, Kalb	25,0	E
Bratwurst, Schwein	*28,8*	*Nicht empfohlen*
Bratwurst, Truthahn	15,0	E
Brennnesseln	–	N
Brennnesseltee	–	N
Bresaola	10,0	N
Bresso (60 % Fett i. Tr.)	23,3	N
Brie (45 % Fett i. Tr.)	23,3	E
Brie (60 % Fett i. Tr.)	35,0	N
Brokkoli	0,2	N
Brombeeren	1,0	E
Brötchen, Roggen (1 Stück)	0,5	K
Brunnenkresse	–	N

Lebensmittel	Fettgehalt (g)	Trennkostgruppe (E = Eiweiß, K = Kohlenhydrate, N = Neutral)
Buchweizenmehl	1,7	K
Bückling	15,5	N
Bündner Fleisch	10,0	N
Butter	83,2	N
Butter (1 TL)	4,1	N
Butter, Halbfettbutter	40,0	N
Butter, flüssig (1 EL)	8,3	N
Butterkäse (30 % Fett i. Tr.)	15,4	E
Butterkäse (60 % Fett i. Tr.)	34,7	N
Butterkeks (1 Stück/5 g)	0,6	K
Buttermilch	0,5	N
Butterschmalz	99,5	N
Butterschmalz (1 EL)	9,9	N
Cabanossi	**30,0**	*Nicht empfohlen*
Caffè latte	3,5	N
Cambozola (70 % Fett i. Tr.)	40,0	N
Camembert (30 % Fett i. Tr.)	12,8	E
Camembert (45 % Fett i. Tr.)	21,8	E
Camembert (60 % Fett i. Tr.)	33,2	N
Campari	–	N
Cannelloni	1,2	K
Cappuccino	1,0	N
Cashewnüsse	42,0	N
Cashewnüsse (10 Stück/20 g)	8,4	N
Cervelatwurst	43,2	N
Champagner, trocken	–	E
Champignons	0,2	N
Champignonsauce, mit Sahne	3,0	N
Cheddar/Chester (50 % Fett i. Tr.)	32,4	E

Lebensmittel	Fettgehalt (g)	Trennkostgruppe (E = Eiweiß, K = Kohlen- hydrate, N = Neutral)
Chicorée	0,2	N
Chilischoten	–	N
Chinakohl	0,3	N
Ciabatta	1,2	K
Cinzano	–	N
Clementine (1 Stück/40 g)	0,1	Kombinieren mit E
Coca-Cola	*–*	*Nicht empfohlen*
Coca-Cola light	*–*	*Nicht empfohlen*
Cognac	*–*	*Nicht empfohlen*
Comté (49 % Fett i. Tr.)	31,3	E
Conchiglie (Muschelnudeln)	1,2	K
Corned Beef	6,0	E
Cornflakes	1,0	K
Crème double (mind. 40 % Fett)	43,0	N
Crème fraîche (mind. 30 % Fett)	30,2	N
Croissant (1 Stück/45 g)	12,0	K
Datteln, frisch	0,1	K
Datteln, getrocknet (1 Stück)	0,5	K
Debreziner (Brühwurst)	*30,0*	*Nicht empfohlen*
Dickmilch (3,5 % Fett)	3,5	N
Dickmilch, fettarm	2,0	N
Dickmilch, Sahne	10,0	N
Dill	–	N
Dinkel	2,7	K
Distelöl (1 EL)	9,9	N
Doppelkorn	*–*	*Nicht empfohlen*
Dorsch	0,6	E
Dorsch, Filet	–	E

Lebensmittel	Fettgehalt (g)	Trennkostgruppe (E = Eiweiß, K = Kohlenhydrate, N = Neutral)
Edamer (30 % Fett i. Tr.)	16,2	E
Edamer (45 % Fett i. Tr.)	28,3	E
Edelpilzkäse (60 % Fett i. Tr.)	39,0	N
Egerlinge	0,2	N
Eierstich (20 g)	2,3	E
Eigelb	6,3	N
Eiweiß	*0,1*	*E*
Eis	*6,0*	*Nicht empfohlen*
Eis, mit Sahne	*9,0*	*Nicht empfohlen*
Eisbergsalat	–	N
Emmentaler (45 % Fett i. Tr.)	30,0	E
Endiviensalat	0,2	N
Ente	17,2	E
Erbsen, grün/frisch	0,5	N
Erdbeeren	0,4	Kombinieren mit E
Erdnusskrem (1 EL)	*5,2*	*Nicht empfohlen*
Erdnussflips	*28,0*	*Nicht empfohlen*
Erdnussöl (1 EL)	*9,9*	*Nicht empfohlen*
Espresso macchiato	1,0	N
Espresso, schwarz	–	N
Essig	*–*	*Nicht empfohlen*
Esskastanien	1,9	K
Farfalle	1,2	K
Feigen, frisch	0,2	K
Feigen, getrocknet (1 Stück/30 g)	0,4	K
Feldsalat	1,0	N
Fencheltee	–	N
Fernet Branca	*–*	*Nicht empfohlen*
Fernet Menthe	*–*	*Nicht empfohlen*

Lebensmittel	Fettgehalt (g)	Trennkostgruppe (E = Eiweiß, K = Kohlen-hydrate, N = Neutral)
Feta (Schafskäse, 45 % Fett i. Tr.)	18,8	N
Fettuccine	1,2	K
Fischfond	1,0	E
Fladenbrot	1,0	K
Fleischbrühe	–	E
Fleischfond	1,0	E
Fleischkäse	30,4	E
Fleischwurst (Lyoner)	*28,5*	*Nicht empfohlen*
Flunder	0,7	E
Flunder, geräuchert	1,9	N
Flussbarsch	0,3	E
Flusskrebs	0,5	E
Fontina (45 % Fett i. Tr.)	30,0	E
Forelle	2,7	N
Forelle, geräuchert	4,0	N
Frankfurter Würstchen	*24,4*	*Nicht empfohlen*
Frischkäse, körnig (20 % Fett i. Tr.)	4,0	E
Frischkäse (50 % Fett i. Tr.)	24,0	E
Frischkäse (60 % Fett i. Tr.)	28,0	N
Friséesalat	–	N
Fruchteis	3,0	Nicht empfohlen
Früchtetee	–	E
Frühlingszwiebeln	0,5	N
Fruktose (Fruchtzucker)	–	K
Fusilli	1,2	K
Gans	31,0	E
Gänseschmalz	99,5	N
Gänseschmalz (1 EL)	9,9	N
Garnelen	1,4	E

Lebensmittel	Fettgehalt (g)	Trennkostgruppe (E = Eiweiß, K = Kohlenhydrate, N = Neutral)
Geflügelfond	2,0	E
Geflügelleberwurst	36,7	E
Geflügelschinkenwurst	4,8	E
Geflügelsülze	2,0	E
Gelatine (6 Blatt)	–	N
Gelbwurst	32,7	E
Gemüsefond	1,0	N
Gemüsebrühe	–	N
Gemüsesaft	–	N
Gerste	1,4	K
Gin	–	*Nicht empfohlen*
Gnocchi	1,0	K
Goldbarsch	3,6	E
Gorgonzola (48 % Fett i. Tr.)	26,0	E
Götterspeise	1,0	K
Gouda (40 % Fett i. Tr.)	22,3	E
Granatapfel (1 Stück/250 g)	1,5	Kombinieren mit E
Grapefruit (1 Stück/250 g)	0,5	Kombinieren mit E
Grapefruitsaft	0,1	Kombinieren mit E
Grappa	–	*Nicht empfohlen*
Graupen	1,4	K
Greyerzer (45 % Fett i. Tr.)	32,2	E
Grissini	8,0	K
Grüne Sauce, ohne Essig	2,0	N
Grüner Tee	–	N
Grünkern, Korn	2,7	K
Grünkernmehl	2,5	K

Lebensmittel	Fettgehalt (g)	Trennkostgruppe (E = Eiweiß, K = Kohlenhydrate, N = Neutral)
Gruyère (45 % Fett i. Tr.)	32,2	E
Guavensaft	–	E
Gummibärchen	*1,0*	*Nicht empfohlen*
Hackfleisch	20,0	E
Haferflocken	8,0	K
Harzer Käse (mager)	0,7	E
Haselnüsse	61,0	N
Haselnüsse (10 Stück/15 g)	9,1	N
Haselnüsse, gemahlen	6,1	N
Havarti (50 % Fett i. Tr.)	25,0	E
Hecht	0,9	E
Hefe (1 Würfel/42 g)	0,2	N
Heidelbeeren	0,6	Kombinieren mit E
Heilbutt	2,3	E
Hering	14,9	E
Hering, Filet	13,3	E
Himbeeren	0,3	Kombinieren mit E
Himbeergeist	*–*	*Nicht empfohlen*
Himbeersirup	–	K
Hirse	3,9	K
(Sauce) Hollandaise	23,0	N
Holunderbeersaft, ungesüßt	–	Kombinieren mit E
Honig	–	K
Honigmelone	0,1	Kombinieren mit E
Hühnchen	9,6	E
Hühnchen, Brustfilet	1,0	E
Hühnchen, Leber	4,7	E
Hühnchen, Keule, ohne Haut	2,4	E
Hühnerbrühe	1,0	E

Lebensmittel	Fettgehalt (g)	Trennkostgruppe (E = Eiweiß, K = Kohlen-hydrate, N = Neutral)
Hühnerei, Gewichtsklasse L	7,6	E
Hühnerei, Gewichtsklasse M	6,4	E
Hühnerei, Gewichtsklasse S	5,8	E
Hummer	1,9	E
Ingwerwurzel	0,8	N
Jagdwurst	16,2	E
Joghurt, natur (1,5 % Fett)	1,5	N
Joghurt, natur (3 % Fett)	3,5	N
Joghurt, natur (mager)	0,1	N
Johannisbeeren, rot/schwarz	0,2	Kombinieren mit E
Johannisbeersaft	–	Kombinieren mit E
Kabeljau	0,6	E
Kabeljau, Filet	–	E
Kaffee, mit 1 EL Kaffeesahne (10 % Fett)	1,0	N
Kaffee, mit 1 EL Milch	–	N
Kaffee, schwarz	–	*Nicht empfohlen*
Kakaopulver, Instant (1 TL)	–	*Nicht empfohlen*
Kakifrucht (1 Stück/80 g)	0,2	Kombinieren mit E
Kalb, Brust	6,4	E
Kalb, Filet	1,4	E
Kalb, Hackfleisch	1,9	E
Kalb, Haxe	1,6	E
Kalb, Keule	1,6	E
Kalb, Kotelett	3,1	E
Kalb, Roulade	2,4	E
Kalb, Schnitzel	1,8	E
Kalb, Steak (mager)	1,6	E
Kalb, Zunge	6,2	E
Kalbsleberwurst	36,7	E
Kamillentee	–	N
Kapern	–	N

Lebensmittel	Fettgehalt (g)	Trennkostgruppe (E = Eiweiß, K = Kohlen- hydrate, N = Neutral)
Karambole (Sternfrucht)	0,5	Kombinieren mit E
Karamellbonbon (1 Stück/7 g)	*0,4*	*Nicht empfohlen*
Karotten	0,2	N
Karpfen	4,8	E
Kartoffelchips	*39,0*	*Nicht empfohlen*
Kartoffeln	0,1	K
Kaviar, russisch (30 g)	4,6	E
Kaviar, Ersatz (30 g)	1,9	E
Kefir (3,5 % Fett)	3,5	N
Kerbel	0,6	N
Kinderschokolade	*34,0*	*Nicht empfohlen*
Kirschen, sauer	0,5	Kombinieren mit E
Kirschen, süß	0,3	Kombinieren mit E
Kirschsaft	–	Kombinieren mit E
Kirschwasser	*–*	*Nicht empfohlen*
Kiwi (1 Stück/50 g)	0,3	E
Klarer (Korn)	*–*	*Nicht empfohlen*
Knäckebrot (1 Scheibe/10 g)	0,1	K
Knäckebrot, Mehrkorn (1 Scheibe/10 g)	0,1	K
Knäckebrot, mit Buttermilch (1 Scheibe/10 g)	0,1	K
Knäckebrot, mit Sesam (1 Scheibe/10 g)	0,1	K
Knoblauch	0,1	N
Knollensellerie	0,3	N
Kohlrabi	0,1	N
Kokosfett	99,0	N
Kokosfett (1 Würfel/25 g)	24,7	N

Lebensmittel	Fettgehalt (g)	Trennkostgruppe (E = Eiweiß, K = Kohlen-hydrate, N = Neutral)
Kokosmilch, frisch	0,2	N
Kokosnuss, frisch	36,5	N
Kokosnuss, Raspeln	62,5	N
Kombucha	–	E
Kondensmilch (10 % Fett, 1 TL)	*0,5*	*Nicht empfohlen*
Kondensmilch (4 % Fett, 1 TL)	*0,2*	*Nicht empfohlen*
Konfitüre	*–*	*Nicht empfohlen*
Kopfsalat	0,2	N
Korinthen, getrocknet	0,6	K
Korn (Klarer)	*–*	*Nicht empfohlen*
Krakauer	*23,3*	*Nicht empfohlen*
Krabben	1,4	E
Krapfen (1 Stück/55 g)	7,1	K
Kräuterlikör	*–*	*Nicht empfohlen*
Kräutertee	–	N
Kresse	1,4	N
Kümmelstange (1 Stück/7 g)	0,9	K
Kürbis	0,1	N
Kürbiskerne	46,0	N
Lachs	13,6	E
Lachs, gebeizt	14,0	N
Lachs, geräuchert	19,4	N
Lachsschinken	3,3	N
Lakritze	–	K
Lamm, Brust	28,0	E
Lamm, Filet	3,4	E
Lamm, Keule	18,0	E
Lamm, Kotelett	32,0	E
Lamm, Lende	13,2	E
Lamm, Schnitzel	6,1	E

Lebensmittel	Fettgehalt (g)	Trennkostgruppe (E = Eiweiß, K = Kohlenhydrate, N = Neutral)
Landjäger	26,7	N
Languste	1,1	E
Latte macchiato	3,5	N
Lauch	0,3	N
Leberkäse	30,4	E
Leberpastete	*28,6*	*Nicht empfohlen*
Leberwurst, Schwein, fein	*40,0*	*Nicht empfohlen*
Leberwurst, Schwein, grob	*29,2*	*Nicht empfohlen*
Leberwurst, Schwein, mit Trüffel	*28,0*	*Nicht empfohlen*
Leerdamer (45 % Fett i. Tr.)	27,6	E
Leerdamer, leicht (28 % Fett i. Tr.)	15,0	E
Leinsamen (1 EL)	3,0	N
Leinsamen, ungeschält	30,9	N
Limburger (20 % Fett i. Tr.)	19,7	E
Limburger (40 % Fett i. Tr.)	9,0	E
Lindenblütentee	–	N
Linguine	1,2	K
Lollo Rosso	–	N
Löwenzahnblätter	0,6	N
Lyoner (Fleischwurst)	*28,5*	*Nicht empfohlen*
Macadamianüsse	73,0	N
Macadamianüsse (10 Stück/25 g)	18,2	N
Magenbitter	*–*	*Nicht empfohlen*
Maisgrieß (Polenta)	1,1	K
Maiskeimöl (1 EL)	9,9	N
Maismehl	2,8	K
Makkaroni	1,2	K
Makrele	9,6	E
Makrele, geräuchert	15,5	N

Lebensmittel	Fettgehalt (g)	Trennkostgruppe (E = Eiweiß, K = Kohlen-hydrate, N = Neutral)
Malventee	–	N
Malzbier	–	*Nicht empfohlen*
Malzkaffee	–	*Nicht empfohlen*
Manchego (50 % Fett i. Tr.)	36,0	E
Mandarine (1 Stück/40 g)	0,1	Kombinieren mit E
Mandarinensaft	–	Kombinieren mit E
Mandeln	54,0	N
Mandeln, gemahlen (1 EL)	5,4	N
Mango (1 Stück/300 g)	1,0	Kombinieren mit E
Mangosaft	–	E
Mangold	0,3	N
Maracuja (1 Stück/35 g)	0,1	Kombinieren mit E
Margarine	80,0	N
Margarine, Diät	80,0	N
Margarine, Halbfett	40,0	N
Marmelade	–	K
Marmorkuchen	14,8	K
Maronen	1,9	K
Martini d'oro	–	N
Marzipan	24,9	K
Marzipankartoffeln	1,5	K
Mascarpone (mind. 80 % Fett i. Tr.)	47,5	N
Matjes, Filet	22,6	E
Maulbeeren	–	Kombinieren mit E
Mayonnaise, Salatkrem (1 EL)	1,0	E
Mayonnaise (50 % Fett, 1 EL)	5,2	N
Mayonnaise (80 % Fett, 1 EL)	7,8	N
Mayonnaise, käuflich		*Nicht empfohlen*
Meeräsche	4,0	E

Lebensmittel	Fettgehalt (g)	Trennkostgruppe (E = Eiweiß, K = Kohlen- hydrate, N = Neutral)
Meerrettich, mit Sahne (1 TL)	1,5	N
Meerrettich, tafelfertig	0,7	N
Mehrkornbrot (1 Scheibe/50 g)	1,1	K
Mettwurst	*37,2*	*Nicht empfohlen*
Miesmuscheln	1,3	E
Milch (3,5 % Fett)	3,5	N
Milch (3,8 % Fett)	3,8	N
Milch (1,5 % Fett)	1,5	E
Milch (mager)	0,1	E
Milchkaffee	3,5	N
Milchschnitte (1 Stück)	7,4	K
Minze	–	N
Mirabellen	0,2	Kombinieren mit E
Mischbrot (1 Scheibe/40 g)	0,4	K
Mohnsamen	41,0	N
Möhren	0,2	N
Möhrensaft, ungesüßt	0,1	N
Molke	0,2	N
Morcheln	0,5	N
Mortadella	32,8	E
Mortadella, mit Pistazien	34,0	E
Mozzarella, Büffel (45 % Fett i. Tr.)	16,0	E
Mozzarella, Kuh (45 % Fett i. Tr.)	20,1	E
Multivitaminsaft	–	Kombinieren mit E
Müsli, mit Früchten, ohne Zucker	8,8	K
Müsliriegel (1 Stück/30 g)	5,7	K
Naturreis	2,2	K
Nektarine (1 Stück/125 g)	0,3	Kombinieren mit E
Nektarinensaft	–	Kombinieren mit E

Lebensmittel	Fettgehalt (g)	Trennkostgruppe (E = Eiweiß, K = Kohlenhydrate, N = Neutral)
Nussnugatkrem (1 EL)	*3,0*	*Nicht empfohlen*
Obstler	*–*	*Nicht empfohlen*
Okraschoten	0,2	N
Olive, grün (1 Stück/5 g)	0,6	N
Olive, schwarz (1 Stück/5 g)	1,7	N
Olivenbrot	3,0	K
Olivenöl (1 EL)	9,9	N
Omelett (150 g)	21,0	E
Orange (1 Stück/200 g)	0,3	Kombinieren mit E
Orangensaft	0,2	Kombinieren mit E
Orecchiette (Ohrnudeln)	1,2	K
Oregano	–	N
Palmenherzen	0,1	N
Palmöl (1 EL)	9,9	N
Paniermehl	1,0	K
Papaya (1 Stück/250 g)	0,2	Kombinieren mit E
Paprikaschote (1 Stück/200 g)	0,4	N
Paranüsse	67,0	N
Parmaschinken	6,0	N
Parmesan	25,8	N
Parmesan, gerieben (1 EL)	2,5	N
Pasta, frisch/getrocknet, mit Ei	3,0	K
Pasta, getrocknet, ohne Ei	1,2	K
Pecorino	30,0	N
Pecorino, gerieben (1 EL)	3,0	N
Penne lisce	1,2	K
Penne rigate	1,2	K
Pekannüsse	72,0	N

Lebensmittel	Fettgehalt (g)	Trennkostgruppe (E = Eiweiß, K = Kohlenhydrate, N = Neutral)
Petersilie	–	N
Pfefferminztee	–	N
Pfifferlinge, frisch	0,5	N
Pfifferlinge, getrocknet	2,2	N
Pfirsich (1 Stück/125 g)	0,1	Kombinieren mit E
Pfirsichsaft	–	Kombinieren mit E
Pflaume, frisch (1 Stück/25 g)	–	Kombinieren mit E
Pflaume, getrocknet (1 Stück/7 g)	–	K
Pflaumensaft	–	Kombinieren mit E
Pils	–	K
Pinienkerne	60,0	N
Pistazienkerne	51,6	N
Pistazienkerne, geröstet	56,1	N
Popcorn	5,0	K
Popcorn, salzig	36,0	K
Popcorn, süß	26,0	K
Porree	0,3	N
Praline (1 Stück/5 g)	4,0	K
Preiselbeeren	0,5	Kombinieren mit E
Prosciutto di San Daniele, roh/geräuchert	6,0	N
Prosciutto di San Daniele, gekocht	5,0	E
Prosecco	–	*Nicht empfohlen*
Provolone (50 % Fett i. Tr.)	28,9	N
Puffreis (1 Stück/2 g)	–	K
Pumpernickel (1 Scheibe)	1,0	K
Pumpernickel, Taler (1 Stück/10 g)	0,1	K
Putenbrust, geräuchert	3,3	N
Puter, jung	6,8	E

Lebensmittel	Fettgehalt (g)	Trennkostgruppe (E = Eiweiß, K = Kohlen- hydrate, N = Neutral)
Puter, jung, Brustfilet	1,0	E
Puter, jung, Keule	3,6	E
Puter, jung, Schnitzel	0,8	E
Pyrenäenkäse (50 % Fett i. Tr.)	29,0	E
Quark (20 % Fett)	5,1	N
Quark (40 % Fett)	11,4	N
Quark (mager)	0,3	N
Quinoa (Körnerfrucht)	5,0	K
Quitten	0,5	Kombinieren mit E
Raclette (48 % Fett i. Tr.)	28,0	N
Radicchio	0,2	N
Radieschen (1 Bund/80 g)	–	N
Ramazzotti	*–*	*Nicht empfohlen*
Räucherkäse (50 % Fett i. Tr.)	30,0	E
Rauke	0,6	N
Reis, poliert/parboiled/weiß	*0,2*	*Nicht empfohlen*
Remoulade (50 % Fett, 1 EL)	4,0	N
Remoulade (80 % Fett, 1 EL)	6,5	N
Rhabarber	0,1	Kombinieren mit E
Ricotta (30 % Fett i. Tr.)	16,0	E
Rigatoni	1,2	K
Rind, rohes Filet (Carpaccio)	*4,0*	*Nicht empfohlen*
Rind, Filet	4,0	E
Rind, Hack	14,0	E
Rind, Hochrippe (Rostbraten)	8,0	E
Rind, Hüfte	5,5	E
Rind, Keule	7,1	E
Rind, Leber	2,1	E
Rind, Nuss	2,8	E
Rind, Ochsenschwanz	11,5	E
Rind, Roastbeef (Lende)	4,5	E

Lebensmittel	Fettgehalt (g)	Trennkostgruppe (E = Eiweiß, K = Kohlen-hydrate, N = Neutral)
Rind, Roulade (mager)	3,0	E
Rind, Schulter	8,8	E
Rind, Steak (mager)	1,9	E
Rind, Suppenfleisch (Brust)	13,6	E
Rind, Tafelspitz	12,2	E
Rind, Tatar/roh	*4,0*	*Nicht empfohlen*
Rind, Zunge	15,9	E
Rindersaftschinken	3,3	E
Rindersalami	16,7	E
Roggenbrot (1 Scheibe/50 g)	0,4	K
Roggenmehl, Typ 815	1,1	K
Roggenmehl, Typ 997	1,0	K
Roggenmehl, Typ 1150	1,3	K
Rollmops (1 Stück/40 g)	6,0	E
Romadur (40 % Fett i. Tr.)	20,0	E
Romadur (60 % Fett i. Tr.)	34,7	N
Romanasalat	0,2	N
Roquefort (55 % Fett i. Tr.)	32,8	E
Rosenkohl	0,5	N
Rosinen	0,6	K
Rosmarin	–	N
Rostbratwurst (Thüringer)	*28,8*	*Nicht empfohlen*
Rotbarsch	3,6	E
Rote Bete	0,1	N
Rote-Bete-Saft	–	N
Rotkohl	0,2	N
Rotwein, lieblich	–	Kombinieren mit K
Rotwein, trocken	–	Kombinieren mit E
Rotzunge	1,1	E
Rucola	0,6	N

Lebensmittel	Fettgehalt (g)	Trennkostgruppe (E = Eiweiß, K = Kohlenhydrate, N = Neutral)
Rum	–	*Nicht empfohlen*
Rumkugel	3,0	K
Russischbrot	1,0	K
Safran	–	N
Salami, deutsch	33,0	E
Salami, Mailänder	33,3	E
Salami, Neapolitaner	28,0	E
Salatgurke (1 Stück/450 g)	0,9	N
Salbei	–	N
Salzhering	14,4	E
Salzstange/-brezel	5,0	K
Sambuca	–	*Nicht empfohlen*
Sardelle, Filet (1 Stück/25 g)	0,5	E
Sardelle, Filet, geräuchert (1 Stück/25 g)	0,8	N
Sardinen	5,2	E
Sardinen, geräuchert	5,5	N
Sauerampfer	0,4	N
Sauerkraut	0,3	N
Sauerkrautsaft	–	N
Saure Sahne (10 % Fett, 1 EL)	1,0	N
Saure Sahne (24 % Fett, 1 EL)	2,4	N
Sbrinz (48 % Fett i. Tr.)	33,0	E
Schalotte (1 Stück/25 g)	–	N
Scheibletten (20 % Fett i. Tr.)	2,2	E
Scheibletten (45 % Fett i. Tr.)	4,6	E
Schellfisch	0,1	E
Schichtkäse (10 % Fett i. Tr.)	2,4	E
Schichtkäse (20 % Fett i. Tr.)	5,0	E
Schichtkäse (40 % Fett i. Tr.)	11,0	E

Lebensmittel	Fettgehalt (g)	Trennkostgruppe (E = Eiweiß, K = Kohlen- hydrate, N = Neutral)
Schillerlocke	24,1	E
Schinken, roh/geräuchert	*26,7*	*Nicht empfohlen*
Schinken, gekocht	*12,8*	*Nicht empfohlen*
Schinken, San Daniele, roh/geräuchert	*6,0*	*Nicht empfohlen*
Schinken, San Daniele, gekocht	*5,0*	*Nicht empfohlen*
Schinkenspeck, roh/geräuchert	*35,0*	*Nicht empfohlen*
Schlagsahne (1 EL)	3,1	N
Schleie	0,7	E
Schmand (1 EL)	2,4	N
Schmelzkäse (30 % Fett i. Tr.)	13,0	E
Schmelzkäse (30 % Fett i. Tr., 1 Portionsecke/ca. 30 g)	3,9	E
Schmelzkäse (40 % Fett i. Tr.)	20,0	E
Schmelzkäse (40 % Fett i. Tr., 1 Portionsecke/ca. 30 g)	6,0	E
Schmelzkäse (60 % Fett i. Tr.)	50,0	N
Schmelzkäse (60 % Fett i. Tr., 1 Portionsecke/ca. 30 g)	15,0	N
Schnittlauch	0,7	N
Schokolade, Joghurt (1 Stück/6 g)	1,2	K
Schokolade, Nuss (1 Stück/6 g)	2,0	K
Schokolade, Vollmilch (1 Stück/6 g)	1,8	K
Schokolade, weiß (1 Stück/6 g)	2,2	K
Schokolade, Zartbitter (1 Stück/6 g)	1,8	K
Schokoladenglasur	–	K
Schokoladenpudding	4,0	K
Scholle	0,8	E
Schüttelbrot, Südtiroler	1,0	K
Schwarzer Tee, ungesüßt	*–*	*Nicht empfohlen*

Lebensmittel	Fettgehalt (g)	Trennkostgruppe (E = Eiweiß, K = Kohlenhydrate, N = Neutral)
Schwarzer Tee, ungesüßt, mit 1 EL Milch	–	N
Schwarzwurzeln	0,4	N
Schwein, Bauch, gegart	*21,1*	*Nicht empfohlen*
Schwein, Eisbein	*12,2*	*Nicht empfohlen*
Schwein, Filet	*2,0*	*Nicht empfohlen*
Schwein, Kamm (Nacken)	*13,8*	*Nicht empfohlen*
Schwein, Kasseler	*17,0*	*Nicht empfohlen*
Schwein, Kotelett	*7,6*	*Nicht empfohlen*
Schwein, Leber	*4,5*	*Nicht empfohlen*
Schwein, Mett	*27,5*	*Nicht empfohlen*
Schwein, Roulade	*1,9*	*Nicht empfohlen*
Schwein, Schnitzel	*1,9*	*Nicht empfohlen*
Schwein, Spanferkel	*7,0*	*Nicht empfohlen*
Schwein, Steak	*9,6*	*Nicht empfohlen*
Schweineschmalz	*99,7*	*Nicht empfohlen*
Schweineschmalz (1 EL)	*9,9*	*Nicht empfohlen*
Schwertfisch	4,0	E
Seehecht	0,9	E
Seelachs (Alaska)	0,8	E
Seelachs (Köhler)	0,6	E
Seelachs (Köhler), geräuchert	1,0	N
Seeteufel (Lotte)	0,7	E
Seezunge	1,4	Kombinieren mit E
Sekt, trocken	–	E
Senf, Delikatess (1 TL)	0,6	N
Senf, scharf (1 TL)	0,3	N
Sesamsamen	50,0	N
Sesamsamen (1 EL/15 g)	7,5	N
Sesamöl (1 EL)	9,9	N
Sharonfrucht	0,5	Kombinieren mit E
Sherry, trocken	*–*	*Nicht empfohlen*

Lebensmittel	Fettgehalt (g)	Trennkostgruppe (E = Eiweiß, K = Kohlen-hydrate, N = Neutral)
Shiitakepilze, frisch	–	N
Shiitakepilze, getrocknet	2,0	N
Sojabohnensprossen	1,2	N
Sojaöl (1 EL)	9,9	N
Sojasauce	–	E
Sonnenblumenkerne	49,0	N
Sonnenblumenkernbrot	3,9	K
Sonnenblumenöl (1 EL)	9,9	N
Spaghetti	1,2	K
Spaghettini	1,2	K
Spargel, weiß/grün	0,1	N
Spargelsaft	–	N
Speck, durchwachsen	*65,0*	*Nicht empfohlen*
Speck, Südtiroler	*35,0*	*Nicht empfohlen*
Spinat, frisch	0,3	N
Spinatsaft	–	N
Sprotte	16,6	E
Stachelbeeren	0,2	Kombinieren mit E
Stangensellerie	0,2	N
Starkbier	–	*Nicht empfohlen*
Steinbeißer	2,8	E
Steinbutt	1,7	E
Steinpilze, frisch	0,4	N
Steinpilze, getrocknet	3,0	N
Steppenkäse (45 % Fett i. Tr.)	25,0	E
Sternfrucht (Karambole)	0,5	Kombinieren mit E
Studentenfutter	39,1	K
Sultaninen	0,6	K

Lebensmittel	Fettgehalt (g)	Trennkostgruppe (E = Eiweiß, K = Kohlen-hydrate, N = Neutral)
Suppenhuhn	20,3	E
Süßkartoffeln (Batate)	0,6	K
Tabasco (1 TL)	–	N
Tagliatelle	1,2	K
Teewurst	40,0	E
Tête de Moine (50 % Fett i. Tr.)	32,0	E
Thunfisch	8,5	E
Thunfisch, im eigenen Saft	0,9	E
Thunfisch, in Öl	10,0	E
Thymian	–	N
Tilsiter (30 % Fett i. Tr.)	16,0	E
Tilsiter (50 % Fett i. Tr.)	28,0	E
Tintenfisch	0,8	E
Toastbrot (1 Scheibe/20 g)	0,9	K
Tofu	5,0	E
Tomate (1 Stück/50 g)	0,1	N
Tomatenmark (1 TL)	0,4	N
Tomatensaft	–	N
Tortiglioni	1,2	K
Trappistenkäse (50 % Fett i. Tr.)	30,0	E
Traubensaft	–	Kombinieren mit E
Trüffel, schwarz/weiß (5 g)	–	N
Truthahn, jung	6,8	E
Truthahn, jung, Brustfilet	1,0	E
Truthahn, jung, Keule	3,6	E
Truthahn, jung, Schnitzel	0,8	E
Vanillekipferl	1,6	K
Vanillepudding	4,0	K
Vanillesauce	3,0	K
Vanillezucker (1 Päckchen)	–	K

Lebensmittel	Fettgehalt (g)	Trennkostgruppe (E = Eiweiß, K = Kohlenhydrate, N = Neutral)
Venusmuscheln	1,0	E
Vollkornbrot, Roggen (1 Scheibe/50 g)	0,7	K
Vollkornnudeln	3,0	K
Waller (Wels)	11,3	E
Walnüsse	62,0	N
Walnussöl (1 EL)	9,9	N
Wasserkastanien	–	N
Wassermelone	0,2	Kombinieren mit E
Weinbergschnecken	1,0	E
Weinbrand	*–*	*Nicht empfohlen*
Weinbrandbohnen	*0,5*	*Nicht empfohlen*
Weinkäse (45 % Fett i. Tr.)	23,0	E
Weintrauben	0,3	Kombinieren mit K
Weißbrot (1 Scheibe/40 g)	0,4	K
Weißkohl	0,2	N
Weißwein, lieblich Weißwein, Schorle Weißwein, trocken	– – –	Kombinieren mit K Kombinieren mit E Kombinieren mit E
Weißweinessig	–	Kombinieren mit E
Weißwurst	27,0	E
Weizenbier	*–*	*Nicht empfohlen*
Weizengrieß	1,0	K
Weizenkleie	4,7	K
Weizenmehl, Typ 405 Weizenmehl, Typ 550 Weizenmehl, Typ 1050 Weizenmehl, Vollkorn	0,7 1,1 1,8 2,0	K K K K
Wermut	*–*	*Nicht empfohlen*

Lebensmittel	Fettgehalt (g)	Trennkostgruppe (E = Eiweiß, K = Kohlen- hydrate, N = Neutral)
Westberg (45 % Fett i. Tr.)	27,6	E
Westlight (30 % Fett i. Tr.)	18,5	E
Whisky	*–*	*Nicht empfohlen*
Wiener Würstchen	*24,4*	*Nicht empfohlen*
Williams Christ	*–*	*Nicht empfohlen*
Wirsing	0,4	N
Wild, Fasan	6,6	E
Wild, Flugente	17,2	E
Wild, Hase	3,0	E
Wild, Hirsch	3,3	E
Wild, Kaninchen	7,6	E
Wild, Perlhuhn	7,0	E
Wild, Reh, Rücken	3,6	E
Wild, Reh, Schlegel	1,3	E
Wild, Wachtel	2,3	E
Wild, Wildschwein	3,4	E
Wodka	*–*	*Nicht empfohlen*
Worcestersauce	*–*	*Nicht empfohlen*
Zander	0,7	E
Ziegenfrischkäse (45 % Fett i. Tr.)	15,0	E
Ziegenweichkäse (45 % Fett i. Tr.)	22,5	E
Zitrone	0,6	Kombinieren mit E
Zitronensaft	–	Kombinieren mit E
Zucchini	0,7	N
Zucker, weiß/braun	*–*	*Nicht empfohlen*
Zuckerguss	*–*	*Nicht empfohlen*
Zuckerrübensirup	–	K
Zwetschgenwasser	*–*	*Nicht empfohlen*
Zwieback (1 Stück/10 g)	0,4	K
Zwiebel (1 Stück/50 g)	0,1	N

(nach www.freundin.com)

Die Speisenzubereitung: Das sollten Sie wissen

- Achten Sie stets auf eine **schonende und werterhaltende Zubereitung** der Lebensmittel. Geeignete Garmethoden sind Dünsten, Dämpfen, Kurzbraten und Garen in Bratfolie.
- Geben Sie **kalt gepressten, unraffinierten Pflanzenölen** unbedingt den Vorzug, da diese viele ungesättigte Fettsäuren enthalten. Zu diesen Ölen gehören Weizenkeim-, Maiskeim-, Lein-, Distel-, Sonnenblumen- und Olivenöl. Zum Kochen sollten Sie ausschließlich die beiden letzteren verwenden, denn sie lassen sich problemlos erhitzen.

Tipp

Verwenden Sie prinzipiell fettreiche Lebensmittel und Öl nur sehr sparsam. Gehärtete Fette und raffinierte Öle sollten Sie komplett von Ihrem Speisezettel streichen. Auch Erdnussöl ist nicht anzuraten.

- Zu empfehlen sind auch **Butter und Reformmargarine** mit einem hohen Anteil an ungesättigten Fettsäuren. Achten Sie allerdings stets darauf, dass die Butter nie überhitzt oder zu stark bräunt.

Schon gewusst?

Tomaten und Spinat sollten zu Eiweißmahlzeiten gedünstet oder gekocht, zu Kohlenhydratgerichten hingegen nur roh gegessen werden. Durch Kochen/Dünsten gehen den Tomaten und dem Spinat nämlich Basen verloren, sodass sie nun mit eiweißreichen Lebensmitteln harmonieren. Nierenkranke sollten Sauerkraut meiden, da es Salz enthält, das sie nicht zu sich nehmen dürfen.

- **Gemüse** dünsten Sie am besten mit einer kleinen Menge Öl oder Butter und gegebenenfalls etwas Wasser an. Geben Sie die eigentliche Fettmenge erst hinzu, wenn das Gericht fertig und schon etwas abgekühlt ist – so bleiben die gesunden ungesättigten Fettsäuren erhalten. Zudem reizt diese Zubereitungsform den Magen nicht.
- **Obst und Gemüse** sollte aus biologischem Anbau stammen und nur ungeschält auf den Tisch kommen (sofern die Schale essbar ist), denn oft stecken in oder dicht unter der Schale die meisten Vitamine.

> **Tipp**
>
> Kaufen Sie nur Eier von frei laufenden Hühnern – so tun Sie nicht nur etwas für Ihre Gesundheit, sondern auch für den Tierschutz.

- Auch bei **Kartoffeln** empfiehlt sich die Zubereitung mit Schale, also als Pell- oder Grillkartoffeln. Wenn Sie sie vor dem Kochen dennoch schälen, sollten Sie auf jeden Fall das Kochwasser weiter verwenden, da sich darin wertvolle Basen bildende Mineralstoffe befinden.
- Mischen Sie **Fleisch und Fisch** nicht, sondern reichen Sie immer nur eine Eiweißart zum Essen.
- Meiden Sie in der Pfanne **Gebratenes** und dämpfen Sie stattdessen das Fleisch im eigenen Saft – so wird es bekömmlicher. Würzen Sie Rindfleisch mit gemahlenem Thymian, Kalbfleisch mit gemahlenem Salbei. Zerdrückter Knoblauch schmeckt zu jeder Fleischsorte.

> **Schon gewusst?**
>
> Fleisch braten Sie am besten im offenen Topf an und lassen es dann zugedeckt im Bratofen garen – zartes Fleisch etwa 20 Minuten, zäheres entsprechend länger. Vor dem Zerteilen sollte es eine Viertelstunde abkühlen, damit der Saft beim Schneiden nicht austritt.

- Schroten und mahlen Sie **Getreide und Ölsaaten** möglichst kurz vor dem Verzehr: Je länger sie nämlich dem Sauerstoff in der Umgebungsluft ausgesetzt sind, desto mehr wertvolle Inhaltsstoffe gehen verloren. Schaffen Sie sich am besten eine Getreidemühle an, dann können Sie rasch und portionsgerecht mahlen. Wenn Sie Getreide einweichen, sollten Sie die Einweichflüssigkeit nicht wegschütten, sondern mitverarbeiten.
- Verzehren Sie nur **kalt geschleuderten Honig**, da dieser – im Gegensatz zum heiß geschleuderten – noch alle wertvollen Vitamine und Enzyme enthält.
- Geben Sie Joghurt den Vorzug, der viel **rechtsdrehende Milchsäure** enthält. Diese wirkt nämlich im Körper heilsam.

Milch macht müde Mägen munter

Milch ist dank ihrer Reichhaltigkeit kein Getränk im eigentlichen Sinne, sondern ein vollwertiges Lebensmittel. Wenn Sie sie schluckweise trinken, wird sie am besten verdaut. Sollten Sie unter trägem Stuhlgang oder Verstopfung leiden, geben Sie einfach Leinsamen in die Morgenmilch. Menschen mit Gallenproblemen vertragen für gewöhnlich Buttermilch besser.

- Salzen Sie sparsam und auch dann nur mit **Vollmeersalz**: Es enthält mehr Mineralien – vor allem Jod und Magnesium – als herkömmliches Kochsalz und ist damit auch viel gesünder. Wenn möglich, sollten Sie auf Kräutersalz ausweichen, das Sie am besten aus dem Reformhaus beziehen.

Schon gewusst?

Kochsalz enthält viel Natrium, das Wasser bindet, die Flüssigkeitsausscheidung hemmt und das Blutvolumen vergrößert. Daher sollten Sie natrium- und kochsalzarm essen, wenn Sie abnehmen möchten.

- Seien Sie zurückhaltend mit Essig und greifen Sie stattdessen lieber auf **Molkosan** zurück, wenn Sie Ihre Speisen und Salate säuern möchten. Dieses vergorene Molkekonzentrat erhalten Sie im Reformhaus.
- Wenn Sie auf **Senf und Essig** nicht gänzlich verzichten können, sollten Sie beide nur sparsam verwenden. Senfsaucen und in Essig eingelegtes Gemüse sind tabu, denn sie enthalten große Mengen von beiden Würzmitteln.

Tipp

Saucen für Salate, die zusammen mit einer Eiweißmahlzeit verzehrt werden, sollten aus Öl, ein wenig Sahne, Kräutern und Zitronensaft zubereitet werden. Saucen für Salate zu Kohlenhydratmahlzeiten dagegen schmecken Sie am besten mit angesäuerten Milchprodukten wie Kefir, Dickmilch, Joghurt oder Molkosan ab.

- Manche Gerichte erhalten erst die richtige Note, wenn sie mit etwas **Zitronensaft oder Honig** abgestimmt werden. Da die jeweiligen Mengen dafür sehr gering sind, dürfen Sie auch einmal Kohlenhydratgerichte mit ein wenig Zitronensaft und Eiweißmahlzeiten mit sehr wenig Honig abrunden.
- **Kräuter und Gewürze** haben nicht nur eine geschmackliche Wirkung, sondern leisten auch der Gesundheit gute Dienste: So fördern Basilikum, Lorbeer, Muskatnuss, Nelken, Safran, Zimt, Thymian die Durchblutung; beruhigend wirken Hopfen, Wermut, Dill, Majoran, Pfefferminz und Melisse, während Paprika, Enzian und Kümmel die Verdauung anregen. Als stoffwechselanregend sowie blutdruck- und fettspiegelsenkend haben sich wiederum Zwiebeln und Knoblauch erwiesen.
- **Trinken** Sie mindestens 1,5 Liter Flüssigkeit pro Tag – und vor allem das Richtige: Leitungswasser ist qualitativ meist

besser als Mineralwasser. Natriumarmes Mineralwasser wiederum ist ein idealer Durstlöscher. Sie können eine Zitronenscheibe dazugeben, etwas Wein oder Obstsaft. Unverdünnte Fruchtsäfte sind nicht zu empfehlen, dafür aber Frischsäfte aus Löwenzahn, Brennnessel oder Brunnenkresse, da sie entschlacken und den Stoffwechsel anregen. Auch gegen Kräuter- und Früchtetees ist nichts einzuwenden. Schwarzer Tee, Kaffee, Softdrinks und Alkoholika hingegen reinigen nicht, sondern führen dem Körper schädliche Stoffe zu und sollten daher nicht oder nur selten konsumiert werden.

- Nehmen Sie trockenen Rot-, Weiß- und Apfelwein im Rahmen einer Eiweißmahlzeit zu sich und Bier zu einer Kohlenhydratmahlzeit. Korn und Wacholderbranntwein ebenso wie alle hochprozentigen **Alkoholika** sollten gemieden werden.

Gut gekaut ist halb verdaut

Wenn Sie jeden Bissen gut kauen, wird er durch die im Speichel enthaltenen Enzyme bereits vorverdaut, sodass Magen und Darm weniger zu tun haben. Trinken Sie während des Essens nichts – auch wenn es besser „rutschen" würde –, denn sonst verdünnen Sie die Verdauungssäfte und stören die Aufspaltung der Speisen. Nehmen Sie Getränke daher besser vor einer Mahlzeit oder eine Stunde danach zu sich.

Was Sie sonst noch tun können

Die Weichen sind gestellt: Einer gesunden Ernährung dank Trennkost steht nun nichts mehr im Wege. Dass Ihre Entscheidung richtig war, werden Sie bald an einer gesteigerten Vitalität und Leistungsfähigkeit merken.

Nutzen Sie doch einfach diese positive Energie, um auch ganzheitlich etwas für Körper, Geist und Seele zu tun. Und warten Sie nicht tatenlos darauf, dass die Gesundheit zu Ihnen kommt. Gehen Sie ihr lieber ein Stück entgegen – heute noch!

Wer rastet, der rostet

Bewegung ist wie die richtige Ernährung fester Bestandteil eines gesunden Lebenswandels: Das eine wäre ohne das andere nur die Hälfte wert.

Wenn Sie wöchentlich nur dreimal 30 Minuten in den Sport investieren, kann dies schon wahre Wunder wirken. Nicht genug damit, dass regelmäßige Bewegung Übergewicht, Verstopfung, Bluthochdruck und Herzkrankheiten vorbeugt: Sie regt auch Kreislauf und Stoffwechsel an, stärkt Knochen und Lungenfunktion, festigt das Bindegewebe, strafft die Haut, fördert den Muskelauf- sowie den Fettabbau und sorgt für eine ausgeglichene Gemütslage.

Seit Urzeiten entfaltet sich menschliches Leben zwischen den beiden Polen Anspannung und Entspannung: Augenblicken der Angst oder Aggression folgen Augenblicke der Beruhigung und des Loslassens. Doch dieses Gleichgewicht hat sich im Laufe der Zeit verschoben: Wir, die „zivilisationsgebeutelte" Bevölkerung der Industrienationen, leben heute in einer unnatürlich hektischen Welt und leiden tagtäglich unter einer chronischen Reizüberflutung, in der die Anspannung überwiegt und die Entspannung zu kurz kommt.

Sport: Der gesundheitliche Nutzen
• Gezielte Fettverbrennung und Gewichtsabnahme
• Dämpfung des Hungergefühls
• Prävention von Herz-Kreislauf-Erkrankungen durch Senkung des Ruhepulses, des Blutdrucks, des schädlichen LDL-Cholesterins und der mittleren Blutzuckerlage sowie Verbesserung der Durchblutung
• Stärkung des Immunsystems
• Erhöhung des Grundumsatzes durch Vermehrung der Muskelmasse
• Schulung von Motorik und Koordination
• Verbesserung von Körperhaltung, Gelenkigkeit, Knochenfestigkeit und Ausdauer
• Abbau von Stress und Aggression
• Hebung der Stimmung und Stärkung des Selbstwertgefühls

Da wir nicht mehr gezwungen sind, uns gegen Feinde oder wilde Tiere zur Wehr zu setzen, müssen wir uns selbst Gelegenheiten zum körperlichen Abreagieren schaffen. Auch deshalb also ist Sport so wichtig: Er hilft uns dabei, Spannungen abzubauen und in zivilisierte Bahnen zu lenken, ohne zerstörerisch zu wirken.

Unser Organismus braucht diese Phase der anstrengenden Muskelaktivität, da er oft erst im Anschluss daran aktiv entspannen und in den Ruhezustand übertreten kann. Denn Zeiten der Untätigkeit sind schließlich für unsere Gesundheit ebenso unerlässlich wie Zeiten der Tätigkeit.

Richtig atmen

Fernöstliche Bewegungs- und Meditationssysteme wie Yoga, Tai Chi oder Qi Gong lehren seit Jahrtausenden, wie wichtig der Fluss der Atemenergie für die Gesundheit von Körper, Seele und Geist ist.

Sie praktizieren allesamt die tiefe Bauchatmung, die äußerlich daran erkennbar ist, dass sich beim Einatmen die Bauchdecke vorwölbt. So wird der ganze Körper mit Sauerstoff versorgt und nahezu das gesamte Lungenvolumen genutzt. Die Bewegung des Zwerchfells massiert alle Bauchorgane rhythmisch, was den Blut- und Lymphstrom verbessert und sich wohltuend auf sämtliche Körperfunktionen auswirkt.

So geht's

1. Entspannen Sie sich und atmen Sie langsam und ruhig ganz tief aus.
2. Legen Sie nun die Hände auf den Unterleib und ziehen Sie ebenso tief und langsam dorthin die Luft ein, sodass sich die Bauchdecke vorwölbt. Lassen Sie Ihren Atem dann in den Mittel- und Oberbauch und in die Flanken wandern und schließlich in die Lungenspitzen.
3. Halten Sie den Atem für einen kurzen Augenblick an und lassen Sie ihn anschließend ruhig wieder ausströmen.

Wiederholen Sie diese Übung ein paar Mal täglich, bis sie Ihnen in Fleisch und Blut übergegangen ist. So werden Sie mit der Zeit zu einer dauerhaft besseren Atmung finden.

Zum Vergleich: Wir „Westler" schöpfen im Schnitt nur ein Fünftel unserer Lungenkapazität aus, denn wir atmen viel zu flach und oberflächlich. Wer es dagegen einmal mit der tiefen Bauchatmung versucht hat, wird bemerken, dass er dabei langsamer und gleichmäßiger Luft holt und automatisch zugleich auch ruhiger wird, als es bei der herkömmlichen Atmung der Fall ist.

Grund dafür ist eine Entspannung des vegetativen Nervensystems. Da dieses auch die Funktionen der Eingeweideorgane steuert, lässt sich durch eine tiefe Atmung die Verdauungsleistung des Organismus günstig beeinflussen. Und genau das wollen Sie ja ebenfalls mit der Trennkost erreichen.

Die Seele stärken

Das, was Sie sehen, hören und fühlen, hat eine nicht unerhebliche Auswirkung auf Ihre seelische und körperliche Gesundheit. Der Auswahl der Sinneseindrücke, denen Sie sich aussetzen, kommt somit eine ähnlich große Bedeutung zu wie der Auswahl Ihrer Speisen.

Gewöhnen Sie sich deshalb an, gezielt nur die Sendungen anzusehen, die Sie auch wirklich interessieren, und nicht planlos herumzuzappen. Ebenso sollte auch Ihre Lektüre einem gewissen Qualitätsanspruch standhalten.

Und wie steht es mit den akustischen Reizen? Müssen Sie nicht jeden Tag ohnehin schon unfreiwillig jede Menge Lärm und Krach über sich ergehen lassen? Gehen Sie also hinaus in die Natur und lauschen Sie ihren vielfältigen Geräuschen, Tönen und Klängen und halten Sie sich vor Augen, dass Sie selbst darüber entscheiden, welche Sinnesreize Sie sich zumuten wollen und welche nicht.

Nutzen Sie die positiven, reinigenden Wirkungen der Trennkost und nehmen Sie die Veränderung, die mit Ihnen körperlich vor sich gehen wird, auch zum Anlass für eine neue Sichtweise auf die Welt. Bleiben Sie bei sich, machen Sie sich nicht abhängig von Personen und Dingen, die Ihnen Schaden zufügen, und umgeben Sie sich mit Menschen, die Ihnen gut tun. Üben Sie sich darin, jeden Tag ganz bewusst zu erleben, lachen Sie, so viel und so oft Sie können, und bleiben Sie stets dankbar für all das Gute, das Ihnen widerfährt – wie unbedeutend auch immer es Ihnen erscheinen mag. Denn das ist es schließlich, was Ihnen Gesundheit schenkt an Körper, Geist und Seele.

Rezepte

Kohlenhydratgerichte

■ Pikante Champignontorte

Für 4 Personen
Zubereitungszeit: ca. 40 Minuten

Zutaten
150 g Vollkornweizenmehl
¼ TL Vollmeersalz
1 Eigelb
100 g weiche Butter, 10 g Butter zum Einfetten
Wasser nach Bedarf

Belag
1 kg Champignons, in Scheiben
40 g Butter
1 TL Streuwürze
2 Knoblauchzehen, gehackt
100 ml Sahne
200 g Frischkäse
Wasser

Zubereitung
- Aus Vollkornweizenmehl, Salz, Eigelb und Butter einen Teig zubereiten und in eine gefettete Springform geben.
- Die Champignons in der Butter dünsten, bis die Flüssigkeit verdampft ist. Mit Streuwürze und Knoblauch würzen, dann mit Sahne verfeinern.
- Die ganze Masse auf den Teig geben.
- Den Frischkäse mit etwas Wasser sämig rühren und auf die Pilzmischung geben.
- Die Torte bei 180 °C etwa 40–50 Minuten backen und warm servieren.

■ Sesam-Sellerie-Scheiben mit Kartoffel-Karotten-Püree

Für 4 Personen
Zubereitungszeit: ca. 45 Minuten

Zutaten
8 Selleriescheiben, geputzt (à 100 g)
Salz
Wasser
Kräutersalz
Streuwürze
4 Eigelb, verquirlt mit etwas Wasser
Sesam zum Panieren
40 g Pflanzenfett
20 g Butter

Püree
500 g Kartoffeln, geschält
300 g Karotten, geschält
200 ml Sahne-Wasser-Mischung (Verhältnis 2 : 1)
Kräutersalz
Muskat
1 Bund Petersilie, gehackt

Zubereitung
- Die Selleriescheiben in reichlich Salzwasser blanchieren und anschließend in kaltem Wasser abschrecken. Mit Salz und Streuwürze würzen, dann in den mit Wasser verquirlten Eigelben und Sesam panieren.
- Das Pflanzenfett und die Butter in einer Pfanne erhitzen und darin die panierten Selleriescheiben goldbraun ausbacken.
- Die Kartoffeln mit den Karotten weich garen und durch die Kartoffelpresse drücken.
- Das Sahne-Wasser-Gemisch und die Gewürze sowie die gehackte Petersilie dazugeben und alles mit einem Rührgerät verrühren.

■ Auberginenrisotto

Für 4 Personen
Zubereitungszeit: ca. 35 Minuten

Zutaten
2 Zwiebeln, gewürfelt
2 Knoblauchzehen, gehackt
3 TL Pflanzenöl
2 mittelgroße Auberginen, in Scheiben
Basilikum
Curry
Paprika
Streuwürze
400 g Vollkornreis
Petersilie

Zubereitung
- Die Zwiebeln mit dem Knoblauch im heißen Fett anbraten, die Auberginen dazugeben und mitbraten.
- Mit den Gewürzen abschmecken und 20 Minuten schmoren lassen.
- Den Reis in 2 Teilen Salzwasser gar kochen, bis das Wasser aufgesogen ist. Mit gehackter Petersilie servieren.

■ Vollkorntagliatelle mit Schafskäse

Für 4 Personen
Zubereitungszeit: ca. 30 Minuten

Zutaten
2 EL Pflanzenöl
1 Zwiebel, gewürfelt
600 g bunte Paprika, in Streifen
4 EL Wasser
Vollmeersalz
Streuwürze, Muskat

300 g Schafskäse (über 60 % Fett i. Tr.), gewürfelt
200 g Vollkorntagliatelle (Bandnudeln)
Petersilie, gehackt

Zubereitung

- Im Öl Zwiebel und Paprika anschwitzen, würzen und in dem Wasser 5 Minuten dünsten.
- Den Schafskäse dazugeben und zugedeckt auf der abgeschalteten Herdplatte ziehen lassen.
- Die Vollkorntagliatelle in Salzwasser garen. Mit der Sauce servieren und mit gehackter Petersilie bestreuen.

◼ Hefepfannkuchen

Für 4 Personen
Zubereitungszeit: ca. 25 Minuten

Zutaten

500 g Vollkornmehl
20 g Hefe
1 Prise Vollmeersalz
Wasser nach Bedarf
Pflanzenöl zum Backen

Füllung

250 g Quark, gut ausgedrückt
1 EL Honig
50 ml Sahne
Rosinen nach Bedarf

Zubereitung

- Die Teigzutaten vermischen. Diese dünnflüssige Masse etwa 15 Minuten quellen lassen und daraus dünne Pfannkuchen backen.
- Aus den Zutaten für die Füllung eine glatte Masse herstellen und damit die heißen Pfannkuchen füllen.

▪ Vanillekrem

Für 4 Personen
Zubereitungszeit: ca. 30 Minuten

Zutaten
500 ml Sahne
1 Vanilleschote
4 Eigelb
1 EL Honig
3 Blatt Gelatine, eingeweicht
Heidelbeeren zum Garnieren

Zubereitung
- Einen kleinen Teil der Sahne kurz erwärmen und die aufgeschnittene Vanilleschote darin ausziehen lassen.
- Das Eigelb mit dem Honig schaumig schlagen und die erwärmte Sahne hinzufügen.
- Die eingeweichte, aufgelöste Gelatine dazugeben. Die restliche Sahne steif schlagen und unter die ganze Masse heben.
- Die Krem in Glasschälchen abfüllen und im Kühlschrank auskühlen lassen.
- Vor dem Servieren mit Heidelbeeren garnieren.

Eiweißgerichte

▪ Rote-Bete-Salat

Für 4 Personen
Zubereitungszeit: ca. 15 Minuten

Zutaten
2 kleine Rote Bete, gerieben
Saft von 1 Zitrone
Saft von 1 Orange

1 säuerlicher Apfel, gewürfelt
1 Zwiebel, gewürfelt
3 EL Pflanzenöl, kalt gepresst
1 TL Honig
½ TL Koriander
Vollmeersalz

Zubereitung
- Die geriebenen Rote Bete mit dem Zitronen- und Orangensaft beträufeln.
- Die Apfel- und Zwiebelwürfel dazugeben und alles gut miteinander vermischen.
- Aus den restlichen Zutaten eine Sauce herstellen und unter den Salat heben.

■ Hähnchenbrust exotisch mit Brokkoli

Für 4 Personen
Zubereitungszeit: ca. 40 Minuten

Zutaten
4 Hähnchenbrüste (à 150 g)
Kräutersalz
Curry
Paprika
30 g Pflanzenfett
1 EL Honig
20 g Butter
250 ml Sahne
100 ml Orangensaft, frisch gepresst
1 Apfel, in Spalten geschnitten
2 Ananasscheiben, halbiert
1 Mango, geviertelt
1 Orange, filetiert

Beilage
800 g Brokkoliröschen
Vollmeersalz
Kümmel
50 g Butter

Zubereitung
- Die Hähnchenbrüste waschen und trockentupfen, würzen und im Pflanzenfett langsam (ca. 10–15 Minuten) gar braten.
- Den Honig mit der Butter in eine Pfanne geben und leicht karamellisieren lassen. Mit der Sahne dem Orangensaft auffüllen, würzen und einkochen lassen.
- Nun die geschnittenen Früchte entsprechend ihrer Garzeit (erst Äpfel und Ananas, dann Mango und Orangenspalten) hineingeben und nur noch ziehen lassen.
- Die Brokkoliröschen mit Salz und Kümmel würzen und unter Zugabe von Butter im Wasserdampf 10 Minuten weich dämpfen.
- Die Hähnchenbrüste auf dem unteren Tellerrand anrichten, mit der Sauce und den Früchten übergießen, den Brokkoli auf den oberen Tellerrand dazusetzen und servieren.

▨ Geschmortes Rind mit Gurken und Minze

Für 4 Personen
Zubereitungszeit: ca. 70 Minuten

Zutaten
1 kg mageres Rindfleisch
4 EL Olivenöl
2 Knoblauchzehen, zerdrückt
10 Minzblättchen, gehackt
30 g Pflanzenfett
4 Tomaten, geviertelt

250 g Zwiebelwürfel
Vollmeersalz
Paprika
Basilikum
500 g Salatgurke, geschält, entkernt und gewürfelt
Petersilie, fein gehackt

Zubereitung

- Das Rindfleisch grob würfeln. Das Olivenöl mit den zerdrückten Knoblauchzehen und den Minzblättchen vermischen und das Fleisch damit würzen.
- Das gewürzte Fleisch im heißen Pflanzenfett anbraten, die geviertelten Tomaten und die Zwiebelwürfel dazugeben. Das Ganze kurz weiterbraten und mit den Gewürzen abschmecken.
- Mit etwas Wasser ablöschen und im geschlossenen Bräter – unter ständigem Ablöschen mit Wasser – etwa 60 Minuten schmoren lassen.
- Die Gurkenstücke hinzugeben und 20 Minuten mitschmoren lassen.
- Das fertige Gericht mit gehackter Petersilie bestreut servieren.

■ Gebratene Seezunge mit Gemüse

Für 4 Personen
Zubereitungszeit: ca. 45 Minuten

Zutaten

4 Seezungen, küchenfertig (à 400 g)
Streuwürze
Kräutersalz
Saft von 1 Zitrone
50 g Pflanzenfett
80 g Butter

Beilage
1 Zwiebel, gewürfelt
2 Knoblauchzehen, gehackt
6 EL Olivenöl
350 g kleine Champignonköpfe
350 g Zucchini, in Scheiben
350 g Tomaten, geschält und gewürfelt
Petersilie, gehackt
Basilikum, gehackt
Kräutersalz
Streuwürze
Petersilie, gehackt

Zubereitung
- Die Seezungen waschen und trockentupfen. Mit den Gewürzen und dem Zitronensaft marinieren.
- Im Pflanzenfett ca. 8 Minuten braun anbraten, dann das Fett abgießen und in der schäumenden Butter ca. 3 Minuten nachbraten.
- Die Zwiebelwürfel und den gehackten Knoblauch im Olivenöl glasig dünsten. Dann die Champignonköpfe und die Zucchinischeiben dazugeben und etwa 5 Minuten dünsten lassen.
- Nun die Tomatenwürfel, Kräuter und Gewürze hinzufügen und weitere 3–5 Minuten dünsten lassen. Danach nochmals abschmecken.
- Die fertige Seezunge auf einem Teller anrichten und das Gemüse rundherum verteilen. Die Seezunge abermals mit Zitronensaft beträufeln, mit gehackter Petersilie bestreuen und sofort servieren.

Himbeereis

Für 4 Personen
Zubereitungszeit: ca. 15 Minuten

Zutaten
250 ml Sahne
80 g Himbeeren, püriert
Birnendicksaft nach Bedarf

Zubereitung
- Die Sahne sehr steif schlagen und mit den pürierten Himbeeren verrühren. Bei Bedarf mit etwas Birnendicksaft süßen.
- Alles in eine Gefrierschale füllen und in der Tiefkühltruhe einfrieren.

Neutrale Gerichte

Tomatenbutter

Für 4 Personen
Zubereitungszeit: ca. 15 Minuten

Zutaten
1 große Tomate, geschält
½ Zwiebel, gewürfelt
1 Knoblauchzehe, zerdrückt
1 TL Tomatenmark
200 g Butter
Kräutersalz
Liebstöckel

Zubereitung
- Die Tomate, die halbe Zwiebel und den Knoblauch pürieren und vermengen.

- Das Tomatenmark und die Butter sowie das Kräutersalz und den Liebstöckel hinzufügen.
- Alles gut verrühren und kühl stellen.

Avocadoaufstrich

Für 4 Personen
Zubereitungszeit: ca. 15 Minuten

Zutaten
1 Avocado
1 Zwiebel, gewürfelt
100 g Frischkäse
Kräutersalz
Basilikum

Zubereitung
- Die Avocado klein schneiden und pürieren.
- Die restlichen Zutaten darunterrühren und alles kühl stellen.

Obazda

Für 4 Personen
Zubereitungszeit: ca. 10 Minuten

Zutaten
250 g reifen Camembert
75 g weiche Butter
1 kleine Zwiebel, fein gehackt
2 EL Bier
1 TL Paprika
1 Eigelb
Kräutersalz
Streuwürze

Zubereitung

- Den Camembert zerdrücken und mit den restlichen Zutaten gut verrühren.
- Ziehen lassen und vor Verzehr kühl stellen.

■ Zuckererbsensalat

Für 4 Personen
Zubereitungszeit: ca. 25 Minuten

Zutaten

1 kg Zuckererbsen
400 g Champignons
Vollmeersalz
8 EL Sahne
2 TL Streuwürze
1 TL Kräutersalz
1 Zwiebel, gewürfelt
1 Bund Petersilie

Zubereitung

- Die Zuckererbsen in wenig Salzwasser weich kochen und in kaltem Wasser abschrecken. 8 EL von dem Kochwasser für das Dressing aufheben.
- Die Champignons waschen, in Scheiben schneiden und zu den abgeseihten Zuckererbsen geben.
- Aus den 8 EL Kochwasser und der Sahne sowie den Gewürzen und der Zwiebel ein Dressing herstellen und über die Zuckererbsen geben.
- Kurz vermengen, mit gehackter Petersilie bestreuen und ziehen lassen.

■ Zucchini-Melonen-Salat

Für 4 Personen
Zubereitungszeit: ca. 15 Minuten

Zutaten
400 g Zucchini
400 g Wassermelone, entkernt
2 EL Pflanzenöl
1 EL Apfelessig
1 Knoblauchzehe, zerdrückt
Kräutersalz
etwas Wasser

Zubereitung
- Die Zucchini und die Melone in grobe Würfel schneiden.
- Aus den restlichen Zutaten ein Dressing herstellen und über die Zucchini-Melonen-Würfel gießen.
- Kurz durchmischen und etwas durchziehen lassen.

■ Geschmorte Artischocken

Für 4 Personen
Zubereitungszeit: ca. 30 Minuten

Zutaten
6 mittlere Artischocken
1 Zwiebel
2 Knoblauchzehen
3 Karotten
Kräutersalz
Paprika
2 Gewürznelken
Petersilie
3 EL Pflanzenöl

Zubereitung

- Die Artischocken von den harten Außenblättern und den Blattspitzen befreien und stückweise in Viertel schneiden.
- Die Zwiebel, den Knoblauch und die Karotten würfeln und in einen Römertopf geben.
- Erst das Öl, dann die Artischockenteile hinzufügen. Mit Salz, Paprika, Nelken und Petersilie würzen und bei mittlerer Hitze 20–25 Minuten schmoren lassen.

■ Gemüsegratin

Für 4 Personen
Zubereitungszeit: ca. 45 Minuten

Zutaten

20 g Butter
2 Knoblauchzehen
250 g Brokkoliröschen
250 g Zucchini, in Scheiben
250 g Karotten, in Scheiben
250 g Blumenkohlröschen
250 g Auberginen, in Scheiben
200 ml Sahne
100 g Crème fraîche
2 Eigelb
Kräutersalz, Streuwürze
200 g Käse (über 60 % Fett i. Tr.), geraspelt

Zubereitung

- Eine Auflaufform mit der Butter und dem Knoblauch ausreiben bzw. ausfetten. Das Gemüse waschen, abtropfen lassen und in die Auflaufform legen.
- Die Sahne mit der Crème fraîche und dem Eigelb sowie den Gewürzen verrühren und über das Gemüse geben.
- Das Ganze mit dem Käse bestreuen und im Backofen bei 170 °C etwa 25 Minuten backen.

Literatur

Hauber-Schwenk, Gaby/Michael Schwenk: *dtv-Atlas Ernährung*, München: dtv 2000

Heintze, Thomas M.: *Alles über die Haysche Trennkost*, Niedernhausen: Falken 1995

Noelke, Martin: *Mit weniger Kalorien länger satt.* Gewichtsreduktion durch Modifizierte Trennkost. Mit kurzem Leseleitfaden für die wichtigsten Regeln. 1998. ISBN 3-933983-00-2

Schlank & fit mit dem Trennkost 1x1 Kombi-Schieber. Alle Trennkost-Kombinationen. Auf einen Blick, immer dabei. Original Summ-Trennkost nach Dr. Hay, BHB 1998

Summ, Ursula: *Schlankwerden und Schlankbleiben durch Trennkost*, Heidelberg: Haug 1994

Summ, Ursula: *Die aktuelle Trennkosttabelle*, Niedernhausen: Falken 2001

Walb, Ludwig/Thomas Heintze/Peter Lehmann: *Original Haysche Trennkost*, Heidelberg: Haug [44]1996